EL MÉTODO DE LAS 3 R

El método de las 3 R

Repara, regenera y resetea tu cuerpo y mente para lograr el bienestar integral

Nathaly Marcus

Grijalbo*vital*

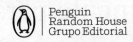

El método de las 3 R

Repara, regenera y resetea tu cuerpo y mente para lograr el bienestar integral

Primera edición: enero, 2023

D. R. © 2023, Nathaly Marcus

D. R. © 2023, derechos de edición mundiales en lengua castellana:
Penguin Random House Grupo Editorial, S. A. de C. V.
Blvd. Miguel de Cervantes Saavedra núm. 301, 1er piso,
colonia Granada, alcaldía Miguel Hidalgo, C. P. 11520,
Ciudad de México

penguinlibros.com

D. R. © 2023, Esteban Peiró, por el apartado *Purifica tu agua*

ISBN: 978-607-382-547-4

Impreso en Colombia – *Printed in Colombia*

A mis pacientes y seguidores, quienes han puesto su salud y bienestar en mis manos, y han mejorado al confiar en mi método y al obtener resultados sin importar el síntoma o la enfermedad. ¡Gracias!

Índice

SEGUNDA PARTE

El método de las 3 R

Comienza tu historia de éxito

Bienvenido a estas páginas. Soy Nathaly Marcus y quiero darte las gracias por estar sujetando este libro hoy. Decidí escribirlo para dejar plasmada mi pasión por la salud y compartirla de una forma muy personal con lectores como tú, interesados en su bienestar. Me siento muy afortunada de poder decir que como nutrióloga funcional he transformado la vida de miles de pacientes, ayudándoles a reparar, regenerar y resetear no solo su cuerpo, sino también su mente y su historia, por medio de la alimentación y con una filosofía de vida sana integral. Me siento más afortunada aún por tener la posibilidad de ayudarte a ti también a convertirte en un ser integral.

Quisiera comenzar compartiendo brevemente el camino de mi transformación, que comenzó cuando yo tenía unos 15 años. Era de madrugada, llovía a cántaros y me rehusaba a salir de casa, ya que nunca me ha gustado manejar en esas condiciones meteorológicas. Pero mi cuerpo no podía más: sentía que el estómago me iba a reventar porque me encontraba sumamente inflamada. Salí en busca de una farmacia, con el fin de conseguir supositorios de glicerina para combatir mi estreñimiento crónico. Recuerdo que dentro del coche andando, detenida frente al semáforo y con los limpiaparabrisas como sonido de fondo, tuve una revelación interna y decidí regresar a casa.

Esa noche marcaría el comienzo de algo nuevo, algo que, sin saberlo, sería arduo de alcanzar, pero muy gratificante. A partir de ese momento, poco a poco mi historia se convirtió en una especie de testamento que quiero compartirte, para que lo hagas tuyo y, como yo, adoptes como misión tener una vida feliz, plena y saludable.

Antes de experimentar ese punto de inflexión tan definitivo bajo la lluvia, constantemente me preguntaba por qué no podía vivir como una adolescente normal o por qué no era más sana. A menudo tenía migrañas, colitis crónica y me enfermaba de gripe casi todos los meses. Terminaba llenándome de antibióticos, con el buró al costado de mi cama repleto de envases de pastillas y hasta inyecciones de penicilina. Como resultado, me provoqué una gastritis medicamentosa.

Mis problemas no terminaban ahí, existía una cuestión aún más grave: mi baja autoestima. Sufría de acné, de celulitis, tenía caderas anchas y era muy nalgona. Sobrellevé años de lucha conmigo misma. El día y la noche se convertían en torbellinos vertiginosos de decepción, frustración, culpa y mucha desesperanza. Nunca me gustó mi cuerpo, no me aceptaba y al verme al espejo lo hacía con enojo.

Años más tarde la situación empeoró. Me fui a estudiar fuera de mi país y aumenté casi 12 kilos. Me sentía muy sola, oscurecía muy temprano en el lugar en donde estaba y vivía en constante ansiedad, por lo que mi cuerpo me pedía azúcar.

La preocupación de regresar a México a pasar las vacaciones de fin de año con mi familia en Acapulco era constante, ya que ahí tendría que ponerme un traje de baño que delataría mis escabrosas debilidades y mi sobrepeso. Para arreglar el problema, decidí salir a correr todos los días a las cinco de la mañana, sin importar lo oscuro y frío del ambiente. Durante el día únicamente comía manzanas, y por la tarde me alimentaba de chocolates desesperadamente, creando una adicción terrible. Algunas veces, vomitaba los chocolates 30 minutos después de haberlos ingerido. Además, fumaba para no subir de peso. Lo único que logré con eso fue hacerle un daño grave a mi cuerpo.

Mis padres nunca supieron sobre mi trastorno de conducta alimentaria. Concluyeron que mi incremento en tallas había sido producto de vivir en el extranjero, así que en cuanto regresé, para levantar mi ánimo, me llevaron a una clínica de masajes de rodillos donde, según mi madre, me bajarían las "lonjitas". En realidad, lo único que me dejaron esos masajes fueron moretones. Además, en ese mismo lugar me dieron una dieta patética y muy estricta que solo me mataba de hambre.

En un mes logré bajar casi ocho kilos, pero mi trastorno continuó, ya que a escondidas comía alimentos chatarra de forma compulsiva, que luego vomitaba. Seguía viviendo enojada conmigo misma por la tormentosa montaña emocional en la que me había convertido. En pocas palabras, mi vida era miserable.

Recuerdo una ocasión en la que mi menstruación fue tan terrorífica, llena de dolor, depresión, migraña y estreñimiento que terminé en el hospital. Ahí conocí a una doctora que me platicó sobre su experiencia en la carrera de Nutrición y Ciencias de los Alimentos en la Universidad Iberoamericana, y tuvo sentido para mí inscribirme en ella. Desde entonces, cada etapa se convirtió en un eslabón de una cadena que hoy conforma mi pasión de vida.

Al mismo tiempo que estudiaba, me convertí en mamá y tuve a mis gemelas. Mis hijas nacieron prematuras con solo un kilogramo de peso y problemas neurológicos. Fui al extranjero a pedir ayuda a una doctora osteópata que les dio a mis hijas una dieta especial, suplementos, ejercicios y muchas terapias de diferentes tipos, principalmente sensoriales, de desarrollo neuronal y osteopatía craneosacral.

Con mucho esfuerzo, pero también aprendizaje, logré sacarlas adelante.

Aunque fueron meses intensos, me apasionaba aprender sobre los métodos y las terapias que mis hijas recibían, así como sobre los alimentos de su dieta y el impacto de estos en su desarrollo neuronal. Por primera vez vi la salud como algo integral, un balance y equilibrio entre la mente y el cuerpo, basado no solo en una buena nutrición, sino en diversos aspectos emocionales y hasta ambientales.

Terminé mi carrera en la Universidad Iberoamericana y tomé la decisión de especializarme en Medicina Funcional en Phoenix, Arizona, para continuar ampliando mi sabiduría y dar el siguiente paso para ayudar a más personas, de la misma manera en que logré hacerlo con mis hijas.

Recuerdo el día que llegué a mi primera clase en aquella cálida ciudad. Me senté en el salón de clases y vi proyectada la misma diapositiva sobre los alimentos esenciales que estudié en la carrera, pero justo a la inversa. Eso cambió completamente mis paradigmas.

La base de esta nueva pirámide no eran los cereales, sino las verduras y las frutas moradas y rojas ricas en antioxidantes, seguidas de las grasas buenas, o sea, monoinsaturadas y poliinsaturadas, ricas en ácidos grasos esenciales conocidos como omegas. Las encuentras en la mayoría de los frutos secos como nueces y almendras, aceite de oliva, aguacates (paltas), aceitunas, pescados de agua fría, entre otros. Luego aparecían las proteínas (principalmente provenientes de pescados y plantas); después, granos como los cereales integrales y, finalmente, hasta arriba, en pequeño, los lácteos y la carne roja.

La idea de consumir pocos lácteos, alcohol y carne roja resonó conmigo. Por supuesto comprendí que el azúcar puede hacer mucho daño y que los alimentos procesados no deberían formar parte de la ecuación alimentaria.

Aquel descubrimiento de inmediato tuvo sentido para mí, y a partir de ese momento cambié radicalmente mi dieta y la de mi familia. Consumí alimentos frescos, dejé el gluten, el azúcar y los lácteos. Convertí en parte importante de mi alimentación las grasas vegetales ricas en omegas y las verduras, tomé suplementos ideales para mi organismo y adopté una dieta mediterránea rica en antioxidantes. Mi salud cambió por completo, dejé de enfermarme, mi ansiedad se esfumó, mejoró mi salud digestiva y el síndrome premenstrual. Y encima de todo, mi piel lucía fresca e hidratada.

A los 33 años me ligaron las trompas. Esto, aunado al uso prolongado de anticonceptivos, me causó un gran desequilibrio hormonal conocido como predominancia estrogénica. Acarreaba este trastorno desde la adolescencia debido a una deficiencia de progesterona, responsable de mi síndrome premenstrual, reglas dolorosas y abundantes, migrañas, acné, acumulación de grasa en glúteos y caderas, celulitis y cambios en mi estado de ánimo.

Después de estudiar un *fellowship* en Medicina Antiedad y una especialidad en Hormonas Bioidénticas, logré equilibrar mis hormonas y comprendí cómo este pilar era fundamental para mejorar mi salud física y mental.

Empecé a querer mi cuerpo por primera vez. Y lo mejor de todo es que, con la ingesta diaria de magnesio que practico desde entonces, mejoré mi digestión y desapareció el estreñimiento y las migrañas. Los beneficios no solo se vieron reflejados en mi vitalidad: para mi sorpresa bajé tres tallas de ropa (siempre tuve un trauma con ser caderona, chaparrita y nalgona). Hoy, a mis 51 años, me siento mejor que nunca y muy orgullosa de mi tipo de cuerpo (conocido como cuerpo de pera) y de mi transformación.

Ya han pasado más de 25 años desde que comencé a estudiar nutrición funcional y mi aprendizaje aún no acaba. Soy una eterna aprendiz y me encuentro en constante actualización.

Hoy estoy más convencida que nunca de que todos los problemas de mi juventud se debieron a un círculo vicioso multifactorial. Mi ingesta de alimentos inflamatorios (lácteos, trigo y azúcar), el abuso de antibióticos, mi desequilibrio hormonal, todo ello, sumado a mi perfeccionismo, rigidez y sobreexigencia, provocó un intestino permeable, lo que dio origen a la mayoría de mis síntomas y problemas de salud.

Hoy continúo regenerando mi intestino, rotando mis alimentos, escuchando a mi cuerpo, rompiendo paradigmas y creencias acerca de mi salud. Aprendo todos los días a conocerme mejor y, sobre todo, a ser gentil conmigo misma. Además, me doy tiempo para meditar y llena de felicidad puedo decir que mi memoria, mi digestión, mi piel, mi energía, mi cuerpo y mi estado de ánimo son extraordinarios. Radicalmente mejores de lo que eran hace algunos años.

Amar a mi cuerpo significa respetarlo, escucharlo y honrarlo. Me dedico a comer sano, a optimizar mi salud y la de los que amo, y a vivir una vida consciente en un bienestar integral. Pero, ojo, también me gusta tomar tequila, una copa de vino con mis amigas y disfrutar de un viaje probando nuevos alimentos típicos del lugar para conocer sus costumbres. El fin de semana disfruto de un buen postre o algunos platillos que incluyen aquellos ingredientes que cada vez consumo menos. Me gusta comer sin culpa ni remordimiento. Tratar a mi cuerpo con este tipo de flexibilidad me ha ayudado a vivir plenamente y a gozar de un estilo de vida que me libera de pensar en mi peso.

Hoy veo a los alimentos como mis aliados, no como mis enemigos. Estoy enamorada de lo que hago y de mi misión.

Justamente esto deseo para ti, una historia de éxito basada en tu salud, armonía y bienestar.

Bienvenido a este camino de sanación y reconstrucción. De hacer las paces con tu cuerpo y vivir desde el cuidado de ti mismo, para que te conviertas en un ser integral y tengas una vida plena, libre de enfermedades y seas un embajador de este movimiento, para que, como yo, seas un entusiasta del bienestar.

A tu salud,

NATHALY

¿Cómo se lee este libro?

Mi primera publicación, *Secretos para mantenerte sano y delgado*, se convirtió en un éxito. En ella hablé sobre hábitos alimenticios y sugerencias exclusivas para mantenerte en un peso óptimo, así como formas de cuidar el intestino. Lo curioso fue que muchos lectores me buscaron para preguntarme cómo cambiar costumbres arraigadas, reparar su intestino y conseguir un estilo de vida saludable permanente.

Ahí fue cuando me di cuenta de que faltaba algo más en aquella valiosa información que había recaudado. Entonces empecé a idear el plan perfecto para regenerar el intestino (conocido como "el segundo cerebro") y cambiar de forma duradera no solo el peso, sino también la salud, la energía, la vitalidad y la vida en general. Así surgió el régimen que hoy llamo el método de las 3 R: Reparar, Regenerar y Resetear, que contiene la pieza del rompecabezas que hacía falta para lograr una vida aún más sana y plena.

Cuando hacemos ejercicio moderado, meditamos, dormimos bien, tenemos una relación en pareja positiva, nos nutrimos conscientemente, cuidamos lo que entra a nuestra mente y nuestro espíritu, el cuerpo nos lo agradece. Cambiamos nuestro estado vital y recuperamos energía, nos regresa el buen humor junto con la concentración, la libido, la productividad, y nos volvemos seres más felices y plenos, es decir, integrales.

La palabra *nutrir* significa proporcionar a un organismo las sustancias que necesita para su conservación y crecimiento. Pero cuando yo hablo de nutrir, me inclino más por la palabra en inglés *nurture*, porque su significado abarca un abanico aún más grande que incluye cuidarnos, protegernos, alimentarnos y estimularnos desde el autocuidado, el amor y el genuino deseo de estar saludables en mente y cuerpo.

¿Cuántas veces te has sentado a reflexionar si lo que haces día a día realmente aporta algo positivo a tus células? Quizá esta es la primera vez que te lo cuestionas, pero es muy importante considerar que tu estilo de vida debe nutrir tu cuerpo, mantener sana tu mente, ser positivo para tu espíritu y beneficiar tu proyecto de vida. La verdadera felicidad es trascender, encontrar un porqué para nuestras acciones, buscar resultados positivos, vivir desde un propósito y darle sentido a nuestra vida. Solo así el cambio podrá ser permanente. Un cuerpo sano y bien nutrido es el vehículo perfecto para que tu mente y tu conciencia funcionen de forma óptima.

Con este libro podrás identificar qué alimentos te están haciendo daño y cuáles te brindan energía. Y lo descubrirás de forma muy fácil a través este método de tres fases. Además, aprenderás a rotar la comida para desinflamarte y, sobre todo, aprenderás a escuchar a tu cuerpo para darle lo que verdaderamente te está pidiendo.

A lo largo de mi carrera, he notado una constante en la salud de mis pacientes: la mayoría llega al consultorio padeciendo ciertos síntomas o alguna enfermedad. Sin embargo, después de realizar un diagnóstico detallado, descubrimos que sufren no solo una, sino varias deficiencias: alteraciones hormonales, intoxicación por metales pesados (como mercurio, que está presente en pescados grasosos como el salmón o el atún; plomo, en el medio ambiente y tuberías; y aluminio, en ollas de teflón y desodorantes; ver capítulo 8), falta de energía, microorganismos patógenos e inflamación crónica.

Por ejemplo, he recibido a personas con problemas gastrointestinales que ignoran que también padecen estrés agudo. Este trastorno, que aparentemente es solo psicológico, puede llegar a tener repercusiones negativas concretas sobre la salud física, ya que afecta los niveles de las hormonas, el sueño, así como la productividad. Cuando se vive en modo de emergencia o supervivencia, la mente y el cuerpo son los principales afectados. El motivo es que el organismo se acostumbra a liberar cantidades anormales de cortisol, sustancia que entra al torrente sanguíneo y a la larga provoca que los tejidos se resientan, lo que afecta las hormonas sexuales, las neuronas, los niveles de glucosa, la tiroides y la salud intestinal, entre otras cosas. Y todo ello produce enfermedades secundarias graves.

Este tipo de casos es uno de los cientos que tratamos cada año. Por ello, la medicina funcional es tan fascinante, porque su objetivo no solo es crear salud o aplicar una especie de curita al padecimiento evidente, sino también mantener un bienestar integral en cada ser humano.

La información que presento en este libro te ayudará a generar un cambio profundo de dentro hacia fuera, ya que no solo te voy a enseñar a comer y a reparar tus órganos internos a través del consumo de alimentos saludables, sino que también te hablaré de las emociones, los hábitos y los pensamientos, que son energía que te puede nutrir, pero, si no es la correcta, también te puede destruir.

El libro está dividido en dos partes. La primera, "Los pilares del método de las 3 R", te dará las bases completas para que tengas mayor claridad y conciencia, y te dirá cómo prepararte a nivel emocional y físico antes de iniciar. La segunda parte, "El método de las 3 R", presenta el plan de alimentación para las tres fases de Reparación, Regeneración y Reseteo, las cuales conforman un plan de alimentación ideal para ayudarte a generar hábitos positivos y alcanzar una buena salud.

Cada fase te dará información valiosa y al final de cada sección podrás encontrar el plan adecuado para cada una. El plan de 14 días para la Fase 1: Reparación tiene como objetivo reparar tu intestino. Una vez reparado, seguimos con el plan de la Fase 2: Regeneración, el cual dura de 15 a 30 días y tiene como objetivo regenerar tu salud en general. Terminaremos con el plan de la Fase 3: Reseteo, cuyo objetivo es resetear tu alimentación, hábitos y mentalidad para que experimentes una vida saludable y te olvides de estar siempre a dieta.

Este libro es una guía que puedes tener siempre a la mano, y no es necesario que lo leas de principio a fin. Si gustas, puedes ir directo al plan de alimentación de cada fase, aunque te sugiero que por lo menos una vez absorbas la mayor cantidad de información posible a lo largo de cada uno de los capítulos previos, ya que todos ellos están aquí para ayudarte a conocer más sobre un nuevo estilo de vida completamente integral y para que, a partir de este momento, tomes decisiones más sabias cada día de tu vida.

¿Este libro es para mí?

Es muy probable que lo sea. La información no solo está enfocada en bajar de peso. Si tienes este libro en tus manos es porque seguramente estás interesado en construir nuevos hábitos y desarrollar una buena relación con la comida, así como aminorar síntomas y prevenir enfermedades. Recuerda que no se trata de hacer dietas, sino de aprender a comer y convertirte en un ser ser integral.

Bienvenido. Te aseguro que cuando termines de leerme y hayas implementado el plan de alimentación de cada fase, jamás volverás a ser el mismo.

Repara, Regenera y Resetea tu cuerpo y tu vida desde hoy.

PRIMERA PARTE

Los pilares del método de las 3 R

Capítulo 1

Conviértete en un ser integral

La infinita flexibilidad es el secreto de la inmortalidad.

ANTIGUO DICHO VÉDICO

¿Qué es la salud?

El ser humano no es simplemente la unión de partes físicas, sino que contiene dimensiones emocionales, mentales y espirituales que no deben ser reducidas a procesos materiales exclusivamente. Por ello, la salud significa mucho más que el bienestar del cuerpo. Todas las dimensiones del ser deben ser tratadas por un médico o profesional de la salud.

Hay quienes afirman que el cuerpo es un templo. Yo, además, creo que es tu herramienta más poderosa e importante para alcanzar la felicidad. Está diseñado para apoyar la mente y trabajar con ella para crear un estado de total plenitud; asimismo, la mente influencia, una a una, todas las células dentro de ti. Cada vez que tienes un pensamiento, sensación o sentimiento, el cuerpo responde porque es un campo de energía e inteligencia conectado con tu mente.

Se dice que somos lo que comemos. Y yo creo que también somos lo que vemos, tocamos, respiramos, absorbemos, sentimos, pensamos y disfrutamos. Es decir, somos moléculas de energía con la capacidad de modificar la salud para bien o para mal, con estímulos internos y externos. Nuestras células nos escuchan y cada una de ellas se va modificando en el organismo, a partir de las experiencias que vivimos y cómo las interpretamos, lo que nos decimos a diario, la actividad física que realizamos, los alimentos que consumimos, la forma en la que nos desintoxicamos, el agua que bebemos y el aire que respiramos.

Un individuo no es sano si se encuentra en una biósfera enferma. El bienestar de nuestro planeta y su ecosistema es un requerimiento para el bienestar del ser humano. A pesar del desarrollo de la ciencia médica y del avance de la tecnología, el ser humano no puede vivir en una sociedad patológica o en un planeta enfermo y considerarse sano.

La conexión entre mente y cuerpo es tan poderosa y perfecta que incluso puede alterar la forma en la que envejeces. Así es, el envejecimiento humano es modificable por nosotros mismos: lo podemos retrasar, adelantar o revertir. Conozco pacientes de 50 años que parecen de 30, y pacientes de 35 que parecen de 60.

¿A qué piensas que se debe? Diversos estudios han demostrado la gran neuroplasticidad del cerebro y su aptitud para sanarse y modificarse en cualquier etapa si llevas un estilo de vida saludable. A pesar de la información genética y la salud que posee cada quien, el proceso de envejecimiento no está predeterminado. Al tomar decisiones conscientes y moldear positivamente el comportamiento, transformamos nuestra experiencia y somos capaces de cambiar nuestra edad biológica.

Cada una de nuestras creencias determina nuestro comportamiento y, por ende, el destino que materializamos. Si pudiéramos ceder el control a un poder superior y alinearnos a confiar en esa sabiduría, eliminando toda limitante, nos repararíamos, regeneraríamos y sanaríamos en tiempo récord. Para lograrlo, también requerimos de confianza en nosotros mismos para experimentar un cambio en el estilo de vida que tenga un impacto positivo sobre nosotros.

La medicina integrativa funcional

Si partimos de lo dicho anteriormente, podemos afirmar que la medicina debe transformarse y enfocarse al crecimiento y restauración del ser, desarrollar relaciones y vínculos significativos con lo que nos rodea, los cuales nos permitan funcionar mejor, sanar y crecer en épocas difíciles o de cambios, para alcanzar una mayor conciencia de nuestros sentimientos, emociones, sensaciones, identidad y una visión integral del mundo.

Esta es la razón de ser de la medicina integrativa funcional, una nueva corriente que busca transformar la conciencia humana para crear un mundo mejor y convertirnos en mejores seres humanos, en seres integrales. Esto requiere un cambio de conciencia espiritual, ecológico, personal, familiar, profesional y social que nos ayude a sanar.

La medicina convencional se centra en la enfermedad, mientras que el enfoque de la medicina integrativa o alternativa es integral: trata a la persona en su totalidad y de una forma holística, es decir, integra mente, cuerpo y espíritu. Más allá de encontrar cierto órgano o proceso que tratar, el objetivo principal de la medicina integrativa funcional es encontrar el trasfondo de las enfermedades crónico-degenerativas para tratarlas y curarlas o, mejor aún, prevenirlas, y no simplemente controlarlas con medicamentos. La intención es dar con los posibles detonadores de estrés, inflamación, toxicidad y desequilibrios hormonales y neuroemocionales que causan los síntomas de estas enfermedades en alguno de los procesos fisiológicos básicos. Asimismo, detecta los desequilibrios que existen en el cuerpo, ya sean hormonales, de neurotransmisores, de mitocondrias, de desintoxicación, de biotransformación, del sistema inmune, o bien, de inflamación, digestión, absorción, balance microbiano o del sistema musculoesquelético.

La medicina integrativa funcional ayuda en el tratamiento de enfermedades crónico-degenerativas, mejora la calidad de vida de los pacientes que las padecen e incluso previene su desarrollo en personas propensas. Se centra 100% en el paciente y su historia de vida para

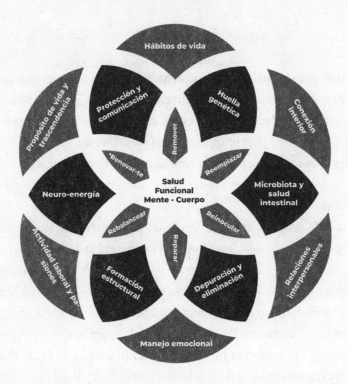

devolver el equilibrio a su organismo y así lograr que todas las partes de su cuerpo funcionen adecuadamente.

Aunque conocer factores como la herencia genética o los picos de estrés es muy importante, la clave está en hacer un cambio en ciertos hábitos, lo que hará la diferencia en la calidad de vida.

De esta forma se logra transformar la vida de los pacientes y ayudarlos a alcanzar una plenitud circular, donde las partes física, mental y emocional se encuentran en completa armonía.

En la actualidad, cada día hay más pacientes con diabetes, obesidad, hipertensión, cáncer o artritis, enfermedades crónico-degenerativas que tienen un origen multifactorial y que, por lo tanto, son más complejas de diagnosticar y curar que cualquier otra enfermedad en el mundo. Por ello, la medicina integrativa funcional incluye la participación de médicos, nutriólogos, *health coaches, life coaches*, psicólogos, quiroprácticos, biólogos, osteópatas o cualquier otro especialista que tenga contacto con la atención y el cuidado de la salud.

Gracias a este nuevo enfoque de la medicina, millones de personas en el mundo hoy practican neurociencias, meditaciones, visualizaciones, terapias transpersonales, terapias energéticas, sistémicas y neurofarmacológicas, y contribuyen así al progreso de la humanidad.

Ser integral

Integral es un adjetivo que, en lo referente al ser humano, señala lo que es total o global, y por ello el resultado final es el mismo para todos los pacientes, sin importar sus antecedentes: el bienestar completo.

Un ser integral es aquel que no solo vive la ausencia de enfermedades, sino que se manifiesta y experimenta la vida como un ser equilibrado. Este equilibrio lo conduce de una forma casi automática a permanecer sano, con gran vitalidad y funcionamiento adaptativo.

Este libro pretende ser un pilar de la evolución que experimentarás al migrar de ser un humano convencional a uno integral. La diferencia entre uno y otro es abismal. Las personas hoy en día padecen no solo estrés, sino muchas otras enfermedades que los alejan del bienestar que merecen para gozar una vida placentera. Por nombrar algunas, están las enfermedades cardiovasculares, la obesidad, la diabetes, la ansiedad y la depresión. Y los padecimientos siguen brotando constantemente, sin importar el avance en los procedimientos médicos.

Ninguna persona puede compararse a otra. Cada uno de nosotros hemos crecido bajo diferentes circunstancias y tenido distintas oportunidades. Nuestras condiciones son diferentes y poseemos reacciones físicas y emocionales únicas ante ciertos factores ambientales y tratamientos nutrimentales.

Por ello, en mi consulta comprendo a la persona de manera holística para convertirla en un ser humano integral, incluyendo cada aspecto y ámbito en el cual se desenvuelve. Cada uno es atendido de forma particular porque cada individuo requiere de distintos métodos, dietas y fórmulas para sanarse a sí mismo. Para transportar a un paciente a su faceta integral, llevo a cabo un análisis completo y estudio profundamente sus hábitos, virtudes y, sobre todo, el sentido de vida que posee. Analizo su lugar en relación con sus conexiones, su trabajo, su pareja o familia y la sociedad donde se desarrolla. Entiendo a la persona como un ser racional abierto a la trascendencia con un sentido de la vida único y profundo. No importa cuál sea el algoritmo de bienestar para cada uno de mis pacientes, todos terminan gozando de salud permanente cuando deciden cambiar su estilo de vida.

El concepto *integral* además implica gozar de paz interior, que es la fuerza más resistente e inquebrantable. El ser integral ha dejado atrás la idea de tener una talla o peso ideal, porque la cultura dietética no le dicta cómo ser y verse. Se respeta y se cuida en el presente y deja a un lado la apariencia para apreciar su cuerpo a partir de hábitos saludables y conscientes.

El ser integral posee una habilidad intuitiva superior a la de los demás. Sabe qué es bueno para su cuerpo y qué puede hacerle daño, pero nunca desde la culpa, sino desde la conciencia que ha desarrollado. De hoy en adelante el ser integral será un aliado que te convertirá en el ser óptimo que podrás alcanzar.

Las personas con gran capacidad para intuir se guían con mucho más acierto por la vida. La *intuición* se define como aquella habilidad para conocer, entender o percibir algún aspecto de la realidad de forma clara, aun sin la intervención de la mente racional. Las personas intuitivas han desarrollado esta capacidad y la han incorporado como un hábito más en sus vidas. Según numerosas teorías psicológicas, la intuición es un conocimiento que no puede ser explicado o verbalizado, porque no se alcanza racionalmente. Es la habilidad de percibir y comprender la realidad sin hacer uso de la razón. Es innata y no se trata de algo sobrenatural. Las personas más intuitivas son observadoras, curiosas, ponen atención y revisan con detenimiento lo que las rodea, siempre respetando y conectados con sus señales internas de hambre, saciedad, energía, cansancio, higiene de sueño y merecimiento para disfrutar sin culpa los placeres de la vida.

Desde la infancia, la sociedad nos somete a ciertos valores y nos impone lo que *debe* gustarnos, lo que *debemos* estudiar, etcétera. A mí me educaron con la idea de que, con esfuerzo y mucho trabajo, lograría lo que me propusiera, siempre siendo primero delgada, guapa, pero buena en todo y cumpliendo con el *deber ser* que me inculcaron mis papás, la sociedad y mi entorno. Esto me llevó a experimentar mucho estrés, colitis, tensión corporal, migrañas y angustia crónica con ansiedad, lo que derivó en que me entregara a los atracones, para después sentir culpa y dejar de comer.

Mi meta es lograr darte un cambio de dirección y regresarte a lo que a ti te hace feliz y te entusiasma. Que te conviertas en un ser integral. Llegó la hora de perdonar y perdonarte para recuperar tu "yo quiero", es decir, tu voluntad. Que olvides lo que esperan de ti y comprendas qué viniste a experimentar a esta vida y cómo cumplir tus propósitos y sueños desde la conexión con tu corazón. Sin recuperar tu voluntad difícilmente podrás gozar de tu salud y tu sentido de vida.

¿Has escuchado el término *health addiction*? La palabra *adicción* describe una dependencia o necesidad de adicionar algo a nuestra vida para que cambie nuestro estado de ánimo, generalmente por medio de la producción de adrenalina o sobreestimulando los receptores de goce o placer. Las adicciones suelen tener efectos adversos, pero también existen las adicciones buenas, y ser adicto al bienestar o a la salud es una de ellas porque te da enormes recompensas y grandes satisfacciones.

Si pudieras hacer tres cosas sin límite, ¿cuáles serían? De eso se trata recuperar tu "yo quiero", sin importar cómo, cuándo y dónde, para llegar a un estado de libertad abandonando la preocupación y disfrutando de la armonía. El cuerpo sigue a la mente. Si tu mente piensa que nunca te vas a curar, que tu cuerpo es débil y defectuoso, que todo lo que comes te engorda, que debes adelgazar sin importar el costo, que no sirves para nada y otras creencias similares, entonces seguirás atorado asumiendo estas creencias como verdad, sin darte cuenta que son solo eso, creencias. Por más dietas, ejercicios y tratamientos que sigas, nunca verás los resultados que tu cuerpo y tu espíritu buscan.

Generalmente pensamos en una figura delgada y la asociamos con seguridad, confianza, atracción, y eso de alguna forma afecta nuestra autoestima. Llegó el momento de retirar estas creencias limitantes y darte cuenta de que el mundo externo no te puede hacer feliz, que por más flaco, rico y exitoso que seas: la verdadera felicidad no está ahí.

El camino es quererte y aceptarte primero cuan perfecto eres. Si aún crees que solo cuando consigas pareja nueva, cambies tu cuerpo o seas exitoso vas a encontrar la felicidad, estás equivocado. Seguimos buscando de forma externa algo que cambie nuestro estado de ánimo y nos vuelva seres felices, pero nos volvemos dependientes de aquello. ¿El día que pierdo el cuerpo, el dinero, la pareja se termina mi estado de felicidad? Donde pongo la atención pongo mi energía: ahora mi atención solo está en mi cuerpo, pues mi cuerpo se volvió mi Dios; si está en mi ejercicio, el ejercicio se volvió mi Dios. Así creamos miles de dioses falsos y volcamos la atención al exterior y no al interior, y nos da pánico perder estos dioses.

La medicina integrativa funcional que planteo en este libro te ayudará a transformar tu percepción del autocuidado efectivo, desde el *ser* (no el *deber*), alimentándote intuitivamente, sabiendo lo que te causa inflamación, conociendo tus sensibilidades e intolerancias y, sobre todo, conectándote con tu cuerpo para manejar tus antojos o, mejor aún, tenerlos de forma muy esporádica y saciarlos con mesura. Te ayudaré a diseñar un mapa de bienestar con alimentos que te impulsarán a alcanzar la cumbre de tu BIEN-ESTAR, para que adquieras un estado de mayor plenitud física, emocional y mental.

El dolor es necesario para crecer y evolucionar, pero el sufrimiento es voluntario. A veces el dolor y la enfermedad nos enseñan lo que debemos trabajar para despertar y mantenernos saludables y alerta.

Por lo anterior, es necesario que encuentres un lugar tranquilo y aislado de distracciones para que asimiles en atención plena cada faceta de este libro y logres detectar las partes de tu ser que requieren más atención o un cambio.

El método de las 3 R

Regenerar y reparar el organismo no solo quiere decir comer saludable; ese únicamente es el primer paso. Además, es vital comprender que con la edad van disminuyendo las facultades mentales, así que también necesitamos brindarle al cerebro la materia prima para su constante reconstrucción. Una vida en bienestar integral debe incluir una buena alimentación y suplementos nutrimentales, calidad de sueño, equilibrio hormonal, pensamientos compasivos, ejercicio, manejo adecuado del estrés por medio de la meditación y la respiración, una desintoxicación adecuada, la eliminación de radiaciones como el electromagnetismo, así como la construcción de relaciones interpersonales y profesionales saludables. En otras palabras, un proyecto de vida personal, nutrimental, social, emocional, espiritual e intelectual.

A todo esto yo lo llamo el Círculo del Bienestar.

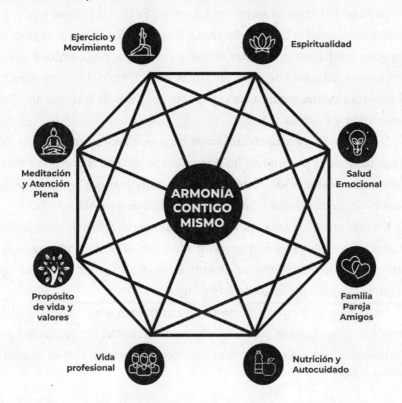

El equilibrio en cada área constituye los pilares de una salud integral que todo ser humano requiere para vivir y envejecer con dignidad, autoestima, amor y armonía. Para más información, puedes consultar mi programa digital "Construye quién quieres ser" en <www.nathaly marcus.com>.

Podemos nutrir nuestro poder cerebral al mantener una mente joven y llevar un estilo de vida saludable. El aislamiento y la soledad crean condiciones que nos hacen envejecer en forma rápida. La clave es mantenernos conectados, abiertos a nuevas experiencias y relaciones durante nuestra existencia. El equilibrio se crea al consumir los alimentos primarios en cada parte del círculo, que son los más importantes para prevenir enfermedades y envejecer con plenitud.

A través del método de las 3 R, con las dietas de Reparación, Regeneración y Reseteo, nos dedicaremos a sanar tu intestino, eliminar la grasa, tonificar tu cuerpo, devolverte energía y mejorar tu ánimo.

La **Fase 1: Reparación** es fundamental. Si no empezamos por remover todo aquello que te está causando dolor, flatulencias, digestión irregular e inflamación celular, todos los esfuerzos por combatir el sobrepeso o cualquiera de estos síntomas será en vano. Una vez sanado el intestino podrás pasar a las siguientes dos fases de tratamiento: Regeneración y Reseteo.

No atacar de raíz la inflamación hará que cualquier esfuerzo no tenga resultados profundos, no importa si se trata de la dieta de moda. Únicamente estarás haciendo enmiendas paliativas que no te llevarán a un estilo de vida sano y, sobre todo, permanentemente saludable.

En esta primera etapa eliminarás los alimentos inflamatorios, de los cuales tu cuerpo ya está saturado y a los que es sumamente sensible, por lo que deberás mantenerlos muy lejos durante este periodo o no lograrás ver los beneficios de este programa.

En la **Fase 2: Regeneración** te concentrarás en reconstruir la barrera intestinal dañada a lo largo de los años, fortalecer el sistema inmunológico y la microbiota para mejorar tu digestión y vivir libre de inflamación.

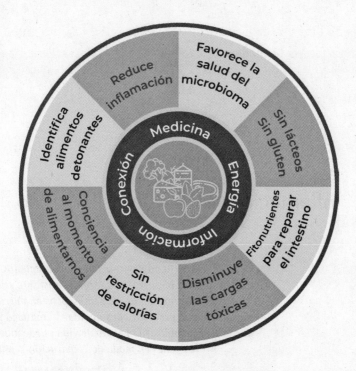

Características de una dieta de eliminación*

Por último, en la **Fase 3: Reseteo** continuarás absorbiendo mejor los nutrimentos de la dieta; practicarás los buenos hábitos de forma permanente, como un estilo de vida y no como una dieta pasajera más; y comenzarás un proceso de medicina preventiva que impactará positivamente tu longevidad y revertirá tu edad biológica.

* Tomado de The Institute for Functional Medicine, *The Elimination Diet. Comprehensive Guide*, 2014, disponible en: <https://www.ifm.org/news-insights/toolkit-heal-mi crobiome-ifm-elimination-diet/>.

Capítulo 2

Inflamación, el asesino silencioso

La ciencia ha demostrado que, aunque los genes controlan nuestra biología, una fórmula bastante sencilla, no farmacológica, de alimentos ricos en nutrientes, suplementos específicos para abordar la materia prima que falta y cambios en el estilo de vida puede mantener los genes en modo de "reparación" continua.

DOCTORA SARA GOTTFRIED

Al experimentar una transformación en la salud, todos tenemos un antes y un después. En mi caso, el "antes" consistía en estreñimiento, migraña e inflamación crónica. Cuando iba al médico, me daban el diagnóstico de que todo estaba bien. Pero era evidente que no, algo andaba mal. Tenía hinchazón del vientre, sobrepeso, fatiga, insomnio, caderas anchas, acné y pereza mental. Por supuesto, mi "después" ocurrió cuando acabé con todos esos síntomas al combatir, antes que nada, la inflamación.

Como lo mencioné en mi primer libro, atacar la inflamación, sanar el intestino permeable y hacer una dieta paleolítica fueron algunos de los secretos que me ayudaron no solo a mí, sino a miles de pacientes que han llegado a Bienesta cada año con uno o varios de los mismos síntomas que alguna vez experimenté. La mayoría de las personas cree que sus síntomas se deben a su sobrepeso, a la edad, a las hormonas o al estrés. Y sí, todos son factores y pueden tener algo que ver, pero, en realidad, la raíz del problema está en la inflamación del intestino.

¿Qué es la inflamación?

La inflamación es un mecanismo de autodefensa que ocurre en el organismo ante el ataque provocado por sustancias que activan el sistema inmunológico. Estas sustancias son principalmente algunas proteínas, toxinas, bacterias, parásitos u hongos que se han filtrado a la sangre. A corto plazo, esta respuesta es buena y necesaria, ya que se trata de una función protectora para controlar infecciones y promover la reparación de los tejidos. Pero cuando la inflamación es crónica se convierte en algo completamente diferente que podría desencadenar enfermedades degenerativas, además de causar obesidad. El exceso de tejido adiposo o grasa genera hormonas inflamatorias que afectan el balance hormonal y provocan resistencia a la leptina (señales de saciedad). Si esto te está sucediendo, te costará mucho más bajar de peso. Es como un incendio que nunca se apaga.

Cuando Eduardo, de 46 años, llegó a Bienesta tenía varios problemas de salud. Había experimentado estrés durante ese año debido a un evento traumático y su sistema nervioso estaba colapsando. Padecía dermatitis cutánea, cansancio, distensión abdominal y mucha flatulencia. Le hicimos una prueba de microbiota en heces fecales conocida como GI-MAP (con ella se analiza la microbiota intestinal, si el intestino está permeable, el estatus de las bacterias buenas y malas, parásitos, hongos y virus para hacer un diagnóstico correcto del tratamiento a seguir) y descubrimos que sufría disbiosis, es decir, demasiados microorganismos malos y muy pocos microorganismos buenos para defender su cuerpo, lo que dio lugar a un intestino permeable. Por si fuera poco, Eduardo intentaba manejar el estrés tomando vino y whisky muy a menudo. Se enfermaba continuamente de gripe y abusaba de los antibióticos para curarse, ya que su cuerpo por sí solo no podía lograrlo.

Había que poner manos a la obra de forma urgente, así que le recomendé espaciar sus comidas y evitar colaciones para mejorar su digestión. Le receté los suplementos herbolarios adecuados para revertir el sobrecrecimiento bacteriano (conocido como SIBO, por sus siglas en inglés). Entre sus tareas estaba la de cenar temprano y ligero e intentar un ayuno de 12 a 16 horas hasta el desayuno. El médico de Bienesta complementó el tratamiento y le prescribió dos medicamentos para eliminar el hongo y el SIBO. Le di un programa de suplementos para sanar su microbiota como el butirato, proteína Gut Balance, enzimas digestivas y un inhibidor natural de bacterias llamado Atrantil. Y, por supuesto, empezamos de inmediato con la dieta de Reparación de la Fase 1 de este libro durante un mes, junto con el ayuno intermitente.

Le pedí que tomara clases de meditación y yoga, y que practicara técnicas de atención plena (*mindfulness*) para calmar su sistema nervioso. Eduardo hoy vive sin inflamación, maneja su estrés con las técnicas aprendidas y se encuentra lleno de energía. Su digestión ha mejorado notablemente.

Al seguir una dieta antiinflamatoria restaurarás tu balance hormonal y regenerarás tu intestino: en consecuencia, mejorarás tu absorción de vitaminas, minerales, aminoácidos y antioxidantes. Si presentas alguna enfermedad relacionada con la inflamación, como dolor de articulaciones, asma o alergia de piel, también notarás una gran mejoría en poco tiempo. Además, será evidente el rejuvenecimiento de tu piel: se alisarán en gran medida las líneas y las arrugas, lo que revelará una piel luminosa y sana. Encima de todos estos beneficios, la dieta puede ayudarte a eliminar el exceso de grasa y a prevenir enfermedades como la diabetes, el alzhéimer, el cáncer y las enfermedades cardiovasculares.

¿Cómo sé si estoy crónicamente inflamado?

Para saber si tienes inflamación crónica debes observar cuidadosamente tu cuerpo. Puedes hacerte una prueba de proteína C reactiva en la sangre, que es una proteína producida por el hígado y que se eleva cuando hay inflamación o, bien, podrías poner atención a ciertas pistas que tu cuerpo podría estar dándote, por ejemplo:

1. Tienes grasa acumulada en el abdomen. La grasa produce hormonas inflamatorias llamadas citoquinas.
2. Tienes niveles altos de insulina y de glucosa en la sangre. El azúcar en altos niveles aumenta el número de células inflamatorias que circulan en la sangre.
3. Tienes problemas digestivos como gases, diarrea, hinchazón o estreñimiento. Estos pueden provenir de un intestino enfermo, inflamado y demasiado permeable.
4. Estás cansado todo el tiempo. Las células inflamadas son células enfermas (daño en la mitocondria encargada de suministrar la mayor parte de la energía necesaria para la actividad celular) y no pueden producir la energía que necesitas para sentirte renovado y fortalecido.
5. Tienes problemas en la piel como dermatitis, acné o alergias. Esto es una señal de un intestino permeable que causa inflamación y que se manifiesta en tu cuerpo.
6. Tienes la cara hinchada o retienes líquidos. Es un síntoma de inflamación.
7. Estás deprimido, ansioso o te cuesta trabajo concentrarte. La inflamación podría afectar la química de tu cerebro, lo cual repercute en cómo piensas y cómo te sientes.

Cuando tienes una buena microbiota intestinal, tu intestino produce neurotransmisores como la serotonina y la dopamina, que se encargan de regular varias funciones como la atención, el sueño y hasta la felicidad. Cuando tienes inflamación, produces neurotóxicos que le llegan a tu cerebro, lo que se traduce en una relación "intestino roto-cerebro roto" y te predispone a padecer alzhéimer, párkinson y otros desórdenes mentales.

Factores que desencadenan la inflamación

- Estrés.
- Dietas altas en alimentos procesados y ricos en gluten: harinas, lácteos, conservadores y azúcar.
- Obesidad.
- Sedentarismo.
- Toxinas, parásitos, virus, hongos y bacterias.
- Tabaco y alcohol.
- Malos hábitos.
- Masticar muy rápido y de forma insuficiente los alimentos, o comer muchas veces al día sin periodos de descanso para los procesos digestivos.
- Comer todos los días lo mismo, lo que provoca sensibilidad a ciertos alimentos.
- Insomnio o falta de sueño.
- La inflamación crónica también está asociada al envejecimiento del sistema inmune a lo largo del tiempo.

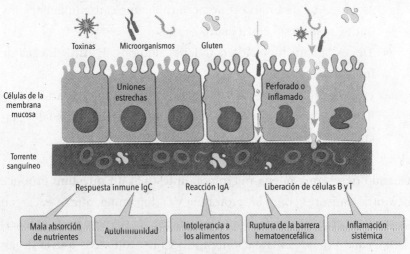

La inflamación: el asesino silencioso*

* Tomado de Axe J., *Eat Dirt. Why Leaky Gut May Be the Root Cause of Your Health Problems and 5 Surprising Steps to Cure It*, Nueva York, Harper Wave, 2016, p. 23.

Bienvenido a tu segundo cerebro

El intestino es el órgano que produce varios neurotransmisores en tu cuerpo, especialmente 95% de la serotonina, que es la hormona que regula tu estado de ánimo. Para muchos, la serotonina es conocida como la hormona del bienestar, lo cual confirma que vivir con molestias digestivas leves, pero frecuentes, puede producir un alto impacto negativo en tu calidad de vida. Además, contiene dos terceras partes del tejido del sistema inmune, alberga hasta 100 millones de neuronas, más de las que se pueden hallar en la médula o en el sistema nervioso periférico, y su actividad metabólica es mucho mayor que la del hígado.

El aparato intestinal está protegido por una membrana con funciones muy importantes para nuestra salud, entre ellas, la absorción de nutrimentos, la producción de enzimas digestivas, la generación de ciertas vitaminas, como la B12 y K, y, por último, la creación de anticuerpos que actúan como primera línea de defensa contra las infecciones.

Por todo esto, al intestino se le conoce como el segundo cerebro.

Cuidado con desarrollar un intestino permeable

Dentro del intestino existe una capa de mucosa que es esencial para la absorción apropiada de nutrimentos. Esta capa es porosa y actúa como un filtro o barrera que permite que las sustancias vitales de la comida se absorban al torrente sanguíneo sin dejar pasar toxinas, bacterias o partículas no digeribles. La función de esta capa de mucosa es parecida a la de un mosquitero. El intestino permeable es una condición en la que esta capa mucosa se vuelve demasiado porosa y deja pasar toxinas, hongos, parásitos, bacterias y partículas no digeribles al torrente sanguíneo. Las irregularidades en la microbiota debilitan la pared intestinal, lo que provoca la permeabilidad del intestino y las sustancias tóxicas que se filtran dañan el cuerpo, incluyendo el cerebro.

El cuerpo reconoce estas sustancias como extrañas y, por consiguiente, activa el sistema inmune, lo que da lugar a síntomas aparentemente no relacionados, como dermatitis, alergias, diarrea, cansancio, dolor de articulaciones, migrañas y hasta depresión.

El intestino permeable y las enfermedades autoinmunes

El intestino permeable puede favorecer el desarrollo de enfermedades autoinmunes, aquellas en las que el organismo crea anticuerpos para atacar sus propios tejidos (inflamación crónica). Existen alrededor de 80 enfermedades autoinmunes, cuyas causas son desconocidas para la comunidad médica convencional. Las más comunes son lupus, artritis reumatoide, esclerosis múltiple, síndrome de fatiga crónica, fibromialgia, entre otras. Existen al menos tres factores que incrementan el riesgo de padecer alguna enfermedad autoinmune:

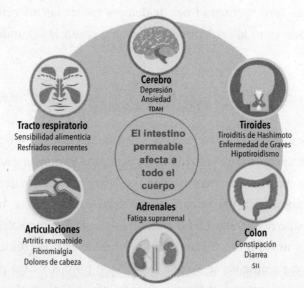

El intestino permeable y las enfermedades autoinmunes

* Tomado de Axe, J., "The Inmunity Connection", en *Eat Dirt. Why Leaky Gut May Be the Root Cause of Your Health Problems and 5 Surprising Steps to Cure It*, Nueva York, Harper Wave, 2016, p. 61.

Factores genéticos. Los factores genéticos en juego son complejos. A diferencia de los padecimientos hereditarios, en los que las mutaciones en una o pocas variantes genéticas causan directamente el problema, una mayor cantidad de variantes genéticas aumenta la vulnerabilidad o la susceptibilidad a la enfermedad autoinmune. Por desgracia, solo un pequeño número de ellas ha sido identificado. En general, tu genética representa alrededor de un tercio de tu riesgo de sufrir este tipo de enfermedad. Existen al menos 68 variantes de genes que se han identificado como detonantes de un mayor riesgo de padecerla.

Factores ambientales. Los otros dos tercios de riesgo de enfermedad autoinmune provienen del entorno en el que habitas. Los desencadenantes ambientales son complejos, e incluyen, entre otros, la exposición a sustancias químicas, contaminantes y toxinas, infecciones bacterianas, virales, fúngicas y parasitarias (pasadas o presentes), estrés (crónico y agudo), hormonas (provenientes de nuestro estilo de vida, conocidas como disruptores endócrinos, presentes en alimentos, cosméticos, plásticos, etcétera), dieta con alimentos que suelen generar sensibilidad (porque son más inflamatorios que otros, como el huevo), intolerancias alimentarias, deficiencias de micronutrientes, aumento de peso, medicamentos y la exposición a la radiación uvb y electromagnetismo.

Se conocen algunos factores ambientales específicos que provocan estas enfermedades. Por ejemplo, la celiaquía se desencadena por el consumo de gluten, la exposición a solventes puede causar esclerosis sistémica y fumar puede contribuir al desarrollo de artritis reumatoide seropositiva. El aumento de la permeabilidad intestinal y la disbiosis del individuo están estrechamente vinculados a los factores dietéticos y al estilo de vida, y contribuyen a las condiciones potenciales y necesarias para el padecimiento autoinmune.

Desbalances intestinales. El intestino es sumamente importante para la autoinmunidad, ya que nuestra microbiota se ve fuertemente influenciada ante una enfermedad de esta naturaleza. Las enfermedades autoinmunes provocadas por un intestino permeable se deben a que la capa de mucosa no está sana. Cuando la comida no se digiere apropiadamente, la bacteria actúa sobre ella y produce químicos tóxicos y un gas conocido como metanol. Estas toxinas intestinales pueden dañar la mucosa e incrementar la permeabilidad. El alcohol, el estrés, la cafeína, los parásitos, los hongos, los aditivos, las drogas y los medicamentos (incluyendo aspirina, ibuprofeno, antiácidos, cortisona y antibióticos) son tal vez los principales contribuyentes para el intestino permeable ya que causan síndrome de colon irritable, colitis, SIBO (sobrecrecimiento bacteriano) y diversos problemas digestivos. Es posible que tu cuerpo lleve años inflamándose, causándote muchos síntomas y diversas enfermedades.

Por todo lo anterior, es crucial que cuides tu intestino y evites que se torne permeable. La idea es que no tomes antiácidos (medicamentos conocidos como inhibidores de la bomba de protones), vacunas para las alergias, medicamentos o laxantes para ir al baño o para la colitis.

Por otro lado, ¿crees que un intestino permeable puede absorber vitaminas, minerales, antioxidantes o algún suplemento? De ninguna manera. Si no sanas primero tu intestino, solo desperdiciarás estos maravillosos nutracéuticos.

El estrés y la relación cerebro-intestino

¿Sabías que hay más neurotransmisores en tu intestino que en tu cerebro?

Los estados emocionales y el estrés están influenciados por el sistema nervioso entérico (SNE), que se encarga de controlar el aparato digestivo, donde viven 100 millones de neuronas, así como los neurotransmisores que hay en el cerebro. Por esta razón, en las mucosas del sistema digestivo se produce 95% de la serotonina y 50% de la dopamina, esta última conocida como la hormona de la felicidad.

Ante la presencia de una emoción, el cuerpo responde debido a la relación del hipotálamo con las glándulas suprarrenales. A esto se le conoce como eje hipotálamo-hipófiso-adrenal (HHA). Este sistema hormonal esencial del sistema neuroendócrino controla las reacciones del estrés y regula varios procesos del organismo, desde el metabolismo hasta la conducta. También está involucrado en la señalización de moléculas a las bacterias del intestino, por lo que cuando estamos estresados nuestra microbiota se modifica. La relación cerebro-intestino es un camino doble: nuestro cerebro influencia la microbiota y, a su vez, la microbiota modifica nuestro cerebro. Además, el estrés modifica la composición de las bacterias intestinales y transforma su comportamiento. Nuestro cerebro necesita un balance adecuado de bacterias intestinales para producir los químicos necesarios para mantenerse estable y saludable, y viceversa: tu intestino requiere de un cerebro sano y estable para producir el balance de bacterias adecuadas para su buen funcionamiento.

Un microbioma enfermo nos lleva a un cerebro enfermo y viceversa.

La digestión, el sistema inmune, las emociones, la conducta sexual, el metabolismo energético, el trastorno de déficit de atención (TDA), los trastornos de ansiedad, la bipolaridad, el síndrome de estrés postraumático (TEPT), el síndrome de fatiga crónica, el síndrome de colon irritable, la depresión clínica y el trastorno límite de la personalidad, todos ellos son regulados por esta relación cerebro-intestino.

La interacción es tan directa que, como ya te comenté, al intestino se le conoce como el segundo cerebro. Por ello, incluso en inglés, *gut*, además de referirse al intestino, se refiere a la intuición o al instinto que se manifiesta en esa parte del cuerpo (*gut feeling*). Por eso, cuando tenemos algún presentimiento o sentimos alguna emoción al recibir una buena o mala noticia inesperada, nuestro intestino responde de inmediato con diarrea, colitis, gastritis y, por supuesto, "mariposas en el estómago".

Cuando experimentamos estrés, la actividad de este sistema nervioso disminuye y provoca que la digestión sea lenta y que se secreten menos jugos gástricos: su prioridad es responder a lo que nos está causando estrés y la digestión pasa a segundo término. No tenemos tiempo de comer al estar siendo perseguidos, escapando de alguien o cuando nos encontramos en estado de alarma. Tus glándulas suprarrenales, que producen tres hormonas del estrés (DHEA, adrenalina y cortisol), trabajan a marchas forzadas por la demanda excesiva de dichas hormonas, hasta que se agotan y generan síntomas como fatiga crónica, depresión, disturbios del sueño y enfermedades como fibromialgia, condiciones inflamatorias, etcétera.

El estrés juega un rol crucial en nuestro microbioma intestinal. Las bacterias del intestino pueden producir sustancias conocidas como lipopolisacáridos (LPS), que provocan inflamación en el sistema nervioso central. Los microorganismos intestinales se reproducen más rápido ante el estrés, ya que también generan neurotransmisores idénticos a los que nosotros producimos y los alteran. Al hacerlo, los microbios intestinales toman su propia personalidad y forman un *biofilm*, es decir, una comunidad de microorganismos que comparten nutrientes, tienen su propio ADN y se transforman para atacar nuestras defensas. Ello nos deja vulnerables y sin la capacidad de prevenir infecciones gastrointestinales. Este biofilm protege las bacterias, así que se vuelven más fuertes y más resistentes contra los tratamientos antimicrobianos, y para sobrevivir se alimentan de los nutrientes que nosotros necesitamos.

El simple hecho de experimentar emociones crónicas como preocupación, angustia o miedo a que algo malo nos suceda a nosotros o a nuestra familia nos hace vivir en modo de sobrevivencia.

Tu cerebro no distingue si tu miedo es a la muerte o a enfermarse. Miedo es miedo y tu cuerpo inicia reacciones químicas que preparan una respuesta de huida, defensa o ataque. Ciertamente, muchas veces no existe nada ni nadie afuera esperando para hacernos daño, pero nuestra mente genera pensamientos catastróficos y los vive como si fueran reales, ya que su función es protegernos.

En el modo de sobrevivencia nuestro cuerpo acumula grasa visceral junto al hígado para tener una reserva y ayudarnos a sobrevivir en caso de que no podamos comer. Esta acumulación de grasa visceral nos predispone a la resistencia a la insulina, diabetes, hipertensión y muchos otros problemas de salud. Asimismo, disminuye la producción de hormonas sexuales, ya que el cuerpo le da prioridad a producir más cortisol, la hormona del estrés, que a la producción de testosterona o progesterona, lo que desemboca en desbalances hormonales.

Una de las defensas o barreras más importantes de nuestro intestino es la inmunoglobulina A secretora (IgA), un anticuerpo que sirve como marcador y se eleva en casos de inflamación. Es la primera línea de defensa frente a la infección que también elimina patógenos y tiene un papel crucial en la respuesta de las superficies mucosas del tracto gastrointestinal. Sin embargo, con el estrés nuestro cuerpo aumenta el cortisol porque aparentemente estamos en peligro, y la IgA disminuye, lo que deriva en un intestino más lento, una mayor debilidad de nuestra barrera intestinal y una menor secreción de los jugos gástricos, en especial de betaína, la cual nos ayuda a romper y digerir las proteínas. La betaína evita el sobrecrecimiento bacteriano que entra al intestino delgado y que causa síntomas como indigestión, eructos, distensión abdominal, mala digestión y afecta la absorción de proteínas, lo que tiene como resultado la pérdida de masa muscular.

Si viviéramos en tiempos en que el humano se adaptaba al ambiente o salía de cacería, nuestro cuerpo no le daría prioridad a la digestión, sino a correr y sobrevivir. Y esto afecta nuestra salud intestinal, ya que el intestino no va a desperdiciar energía para secretar jugos gástricos si algún animal salvaje te persigue. Así que en nuestra vida moderna, donde vivimos con estrés 24/7, la baja producción de jugos gástricos se ha convertido en una condición crónica sumamente común. A pesar de seguir tratamientos agresivos antimicrobianos o antibióticos, y hacer cambios en la dieta, el estrés inhibe la digestión y el movimiento intestinal, lo que provoca que la comida se estanque en el intestino delgado, donde se convierte en un terreno perfecto para el sobrecrecimiento bacteriano.

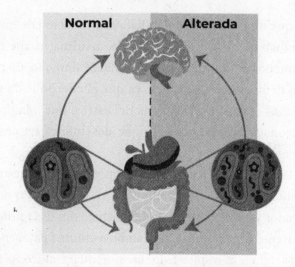

Normal — **Alterada**

Estado sano

Comportamiento, estado cognitivo y estado emocional normales. Umbral sensitivo al dolor también normal.

Niveles normales de células inflamatorias y mediadores químicos.

Estrés / Enfermedad

Alteraciones del comportamiento, del estado cognitivo y emocional.

Disminución del umbral sensitivo al dolor.

Niveles anormales de células inflamatorias y mediadores químicos.

Microbiota alterada (disbiosis).

Relación entre el intestino y la función del sistema nervioso central*

Además, a cierta edad, la gente empieza a tomar muchos antiácidos. Cuando somos mayores producimos la mitad de los jugos gástricos que cuando éramos jóvenes. Por eso, de pronto la gente se siente bajo constante estrés y todo le cae mal, no digiere la comida, va perdiendo masa muscular y se siente enferma todo el tiempo. Muchas personas llevan años inhibiendo la secreción de ácido clorhídrico, que ayuda a digerir las proteínas y a la absorción de los aminoácidos para la formación de masa muscular, neurotransmisores y vitaminas importantes como la B12, necesaria para el estado de ánimo y la memoria. Por eso

* Tomado de Cryan, J. F., y T. G. Dinan, "Mind-altering microorganisms: the impact of the gut microbiota on brain and behaviour", *Nature Reviews Neuroscience*, vol. 13, 2012, pp. 701-712.

también, después de los 60 años, muchas personas tienen poca masa muscular y mucha grasa, lo que detona un círculo vicioso: se sienten muy inflamados, no digieren la comida, tienen más agruras, se sienten deprimidos, con pérdida de memoria (atrofia del hipocampo, pérdida de células cerebrales por la deficiencia de B12), sienten ardor interno, toman más antiácidos y se repite el ciclo.

Capítulo 3

El microbioma

Todas las enfermedades comienzan en el intestino.
HIPÓCRATES

La microbiota intestinal:
el poder de tu segundo cerebro y sus efectos en tu salud

¿Qué te hace pensar la palabra *bacteria*? Para la mayoría el término *bacteria* está asociado con enfermedades o gérmenes patógenos que hay que combatir y mantener apartados de nosotros. Esto es natural, debido al ámbito en el que fueron descubiertas las bacterias. La realidad, sin embargo, es que el mundo de las bacterias y los microbios está lejos de ser sinónimo de enfermedad. El universo de los microorganismos, en su inmensa mayoría, consiste en bacterias, y abarcan todos y cada uno de los ambientes de nuestro planeta. Entre los lugares poblados por bacterias está el interior del cuerpo humano, incluyendo todas sus diferentes cavidades y superficies. El conjunto de genes de las bacterias y de los microorganismos que pueblan nuestro organismo se llama *microbioma*.

Al 90% del microbioma humano se le conoce comúnmente como *microbiota intestinal*. La microbiota o flora intestinal es un conjunto de microorganismos que viven en nuestro intestino, unos 100 billones, como *Bacteroidetes*, *Firmicutes*, entre otros, que se adquieren al nacer y que cambian con la edad, el tipo de alimentación, el lugar donde vivimos o el uso de antibióticos… que van definiendo la composición del microbioma (es decir, el genoma de todas las bacterias).

La microbiota intestinal es la comunidad de microorganismos vivos que residen en el tracto digestivo. Es esencial para el correcto crecimiento del cuerpo, para el desarrollo de la inmunidad y para asimilar los nutrientes. Ciertos padecimientos que afectan a la humanidad, como el asma y la obesidad, pueden ser explicados parcialmente por alteraciones en la microbiota. La disbiosis (desequilibrio de microorganismos buenos) ha sido asociada con desórdenes gastrointestinales que incluyen hígado graso no alcohólico, enfermedad celiaca y síndrome de colon irritable, los cuales provocan ansiedad, depresión y algunos trastornos emocionales. Por eso, casi todos los pacientes con síndrome de colon irritable tienden a ser más ansiosos, y con el estrés se agravan aún más sus problemas gastrointestinales.

Es importante entender la función de la microbiota intestinal y su relación con la salud y la enfermedad. Para cuidar la microbiota, debemos consumir y producir bacterias conocidas como probióticos, ya que cuidan el equilibro en nuestra salud intestinal.

> ✓ Antes de tomar probióticos es importante que primero limpies tu intestino, elimines el sobrecrecimiento bacteriano y la disbiosis, porque, de lo contrario, tendrás más gases, más inflamación, etcétera.

¿Qué son los probióticos?

Los probióticos son microorganismos vivos que permanecen activos en el intestino y ejercen importantes efectos fisiológicos. Ingeridos en cantidades suficientes y de manera continua pueden tener efectos beneficiosos, como contribuir al equilibrio de la microbiota intestinal y potenciar el sistema inmune. Consumir en forma correcta una dieta y suplementación con pre y probióticos crea un ambiente simbiótico de armonía, que a su vez tiene diversas funciones en nuestro organismo.

Durante el parto, el bebé absorbe gran cantidad de bacterias de la madre, es por ello que los bebés que nacen por cesárea no obtienen estas bacterias y su salud es más deficiente. Sin embargo, ahora se sabe que el primer contacto con la microbiota intestinal empieza desde la placenta durante el embarazo.

Beneficios de los probióticos

Función o padecimiento	Mecanismo de acción
Metabolismo	• Al lograr un equilibrio en la flora, mejoran ciertas funciones metabólicas, como la síntesis y absorción de nutrimentos (vitaminas K, B6, B8, B9 y B12) y la fermentación de la fibra insoluble proveniente de los alimentos. Gracias a esta acción en las fibras, las bacterias producen ácidos grasos de cadena corta que se requieren para varias funciones en el organismo.
Estreñimiento	• Estimulan la motilidad intestinal.
Intolerancia a la lactosa	• Liberan lactasa microbiana en el intestino delgado. • Contribuyen a una mejor absorción de la lactosa en el lumen. • Reducen el dolor abdominal, la flatulencia y la diarrea ocasionada por la indigestión de la lactosa.
Mantenimiento y restauración del balance intestinal	• Modifican el pH intestinal y destruyen las sustancias tóxicas. • Producen antimicrobianos que inhiben los patógenos. • Reponen la flora que se muere con los antibióticos.
Infecciones	• Forman una barrera en el intestino que protege del paso de bacterias patógenas.
Caries	• Modifican la flora de la cavidad bucal y disminuyen su capacidad para adherirse a los dientes.

Función o padecimiento	Mecanismo de acción
Alergias	• La disbiosis (desequilibrio en la flora) está muy relacionada con la presencia de alergias. Se han visto buenos resultados con el tratamiento con prebióticos.
Cáncer	• Tienen efectos antimutagénicos, incluyendo la inhibición de las enzimas implicadas en la generación de carcinógenos y la supresión de tumores, sobre todo de colon y de vejiga.
Diarreas	• Disminuyen la intensidad y acortan la duración de las diarreas porque producen compuestos bactericidas, compiten con los patógenos por los nutrimentos y por el espacio, disminuyen el pH y estimulan el sistema inmune.
Gastritis y úlceras	• Protegen contra el *Helicobacter pylori* y, por lo tanto, se utilizan en la prevención y el tratamiento de la enfermedad ácido-péptica.
Sistema inmunológico	• Aumentan la actividad de los glóbulos blancos. • Restauran la impermeabilidad del intestino. • Protegen contra la invasión de bacterias patógenas. • Incrementan la resistencia del organismo a las enfermedades del sistema inmunológico.
Otras funciones	• La calidad de la flora intestinal afecta también nuestro comportamiento, y nuestra conducta y nuestras emociones también inciden directamente sobre el estado de las bacterias del intestino mediante el eje intestino-cerebro.

Probióticos: ¿pueden ayudar a obtener un estado ideal de peso?

El tracto gastrointestinal contiene casi 100 trillones de bacterias, cerca de un kilo de peso, por lo que una persona tiene casi 10 veces más bacterias que células. Las bacterias intestinales, además de formar parte esencial del sistema inmunológico, contribuyen a la producción de algunas vitaminas como la K y ciertas vitaminas B, a la absorción de minerales, a la eliminación de toxinas, además de la desintoxicación de hormonas, principalmente de estrógenos. Reducen el riesgo de alergias, mejoran el estado de ánimo, la salud mental y, últimamente, se ha visto que promueven la pérdida de peso. El estroboloma es el conjunto de bacterias que modula la circulación enterohepática de los estrógenos e influye en los niveles circulantes de estas hormonas y en su excreción.

Nuestro intestino tiene dos familias principales de bacterias: *Bacteroidetes* y *Firmicutes*. El peso corporal parece estar relacionado con el equilibrio que el individuo tenga entre estas dos familias de bacterias. Se ha visto que las personas con obesidad tienen más bacterias *Firmicutes* y menos *Bacteroidetes* que las personas con peso normal.

Por otro lado, ciertos probióticos pueden hacer que se absorba menos grasa de los alimentos, y que la cantidad de grasa excretada con las heces aumente. Ciertas bacterias, como los *Lactobacillus*, funcionan de esta manera, sobre todo los *L. Gasseri*, ya que tienen efectos antiobesidad y reducen el peso y la grasa del abdomen:

- Liberan GLP-1, conocida también como la hormona de la saciedad (reductora de apetito). Los niveles elevados de esta hormona ayudan a quemar grasa y calorías.
- Aumentan la proteína ANGPTL4 y disminuyen la acumulación de grasa en el organismo.
- Ayudan a disminuir la inflamación sistémica y mejoran la salud intestinal.

Como podemos ver, las bacterias intestinales juegan un papel importante en la regulación de nuestro peso. No obstante, debido a que las bacterias benéficas inhiben el crecimiento de bacterias patogénicas y nos protegen de ellas, es importante llevar una buena alimentación, ya que un desequilibrio bacteriano en el intestino puede empeorar con alimentos procesados, altos en azúcar, pasteurizados o esterilizados. Otros factores que podrían afectar la microbiota intestinal son el lugar donde uno vive, la edad, el nivel de estrés, comer muchas veces al día y cualquier otro problema de salud que pudieras presentar. *No comes para ti, sino para tus bacterias.*

Los pre y probióticos tienen un efecto benéfico en la salud del organismo y su consumo habitual es terapéutico. Los alimentos fermentados como el kéfir, tempeh, kimchi, kombucha, pulque, etcétera, poseen una acción antiinflamatoria. Por otro lado, los prebióticos constituyen el alimento de las bacterias intestinales y son fibras vegetales, entre los más comunes se encuentran: inulina, nopal, linaza, chía, frutos rojos, brócoli, coles de bruselas, ejotes, espárragos, coliflor, frijoles, lentejas y algunos tubérculos, como el camote y la jícama. Es muy importante que tanto los prebióticos como los probióticos sean parte de tu Fase 2: Regeneración. Una vez que tu intestino esté limpio y desinflamado, podrán colonizar y tener un efecto favorable.

También podemos encontrarlos en suplementos que nos pueden ayudar a mantener un peso corporal adecuado. Aun así, esto debe ir acompañado de una dieta equilibrada y ejercicio habitual, así como de actividades relajantes, tipo yoga y meditación para obtener un mayor equilibrio y satisfacción personal. Existen diversos tipos de lactobacilos y cada uno de ellos se ha investigado para saber cómo pueden auxiliar en el tratamiento de ciertas enfermedades.

Lo más importante que debe contener tu probiótico en forma de suplemento

- *Lactobacillus plantarum.* Se encuentra en el kimchi, la col (chucrut) y otros vegetales fermentados. Esta bacteria es la que más beneficios aporta a nuestro cuerpo. Sobrevive más tiempo y desarrolla muchas funciones que regulan el sistema inmune y controlan la inflamación en el intestino. Defiende de bacterias patógenas, fortifica la membrana intestinal, digiere rápido la proteína, previene alergias y ayuda a absorber y mantener los omegas, vitaminas y antioxidantes. En pacientes con hipercolesterolemia reduce significativamente las concentraciones séricas de LDL (el colesterol malo) y el riesgo cardiovascular. Es auxiliar en el tratamiento de la obesidad y mejora la inflamación causada por este padecimiento.
- *Lactobacillus acidophilus.* Está principalmente en productos fermentados, lácteos y yogurt. Ayuda al sistema inmune y a mantener el equilibrio de las bacterias buenas y malas en control. En mujeres previene el *Candida albicans*, un hongo que genera infecciones vaginales crónicas. Además, ayuda a disminuir el colesterol, combatir patógenos, y a producir lactasa (enzima para digerir la leche) y vitamina K, que ayuda a la coagulación de la sangre.
- *Bifidobacterium lactis.* Está presente en la leche fermentada y en el yogurt. Protege de enfermedades gastrointestinales y aumenta la inmunidad.
- *Bifidobacterium longum.* Es de las primeras bacterias que colonizan nuestro intestino. Está asociada a mejorar nuestra tolerancia a la lactosa y a prevenir diarreas, alergias alimenticias y a la proliferación de patógenos. Es un antioxidante, ya que ayuda a eliminar radicales libres. Reduce la ansiedad, los niveles de colesterol y la incidencia de cáncer de colon y de recto, al regular el pH intestinal.
- *Lactobacillus brevis.* Es una bacteria que se encuentra en la col o en los pepinillos agrios, produce ácido láctico que mantiene el

tracto intestinal saludable y ayuda contra todas las enfermedades del sistema digestivo. Aumenta la actividad inmunológica estimulando las células T, asesinas de las células cancerosas. Combate la vaginosis, una infección vaginal.

- *Lactobacillus rhamnosus.* Ayuda a estimular el sistema inmunitario. Si tomas una cápsula dos veces al día por seis semanas la función inmunológica casi se duplica. Aunque la evidencia es todavía débil, existen estudios recientes que concluyen que los probióticos pueden tener un efecto beneficioso contra las alergias.
- *L. rhamnosus* GR-1 y *L. reuteri* RC-14. Estos probióticos podrían ser de gran utilidad en el tratamiento de la artritis reumatoide.
- *Lactobacillus reuteri.* Ayuda a reducir los días de cierto tipo de enfermedades. En un estudio sueco, se dividieron 262 empleados sanos en dos grupos: uno bebió una dosis diaria por 80 días y el otro recibió un placebo. Quienes bebieron el probiótico mostraron haberse recuperado de su enfermedad en la mitad de los días que aquellos en el grupo placebo.
- *Akkermansia muciniphila.* Habita en el intestino grueso y se cree que representa entre 1% y 5% de todas las bacterias intestinales en adultos. Los científicos sospechan que ayuda a preservar la mucosidad que recubre las paredes de nuestros intestinos. Esta bacteria podría ayudar a combatir el síndrome metabólico e influir en la salud inmunológica e inflamatoria. Diferentes estudios vinculan esta bacteria, abundante en la microbiota de las personas sanas, con la pérdida de peso y otros beneficios para la salud en la obesidad, el sobrepeso y la diabetes tipo 2. Los alimentos ricos en polifenoles, como la granada, el té verde, el arándano o las procianidinas de la manzana o la uva, alcaparras, ciruela morada, betabel y berenjena, junto con la ingesta de ácidos grasos insaturados y el ayuno intermitente, juegan un papel importante en la abundancia y mantenimiento de niveles normales de *Akkermansia muciniphila* en la microbiota intestinal.

A lo largo de nuestra vida las bacterias beneficiosas del intestino están expuestas a numerosas amenazas: agua clorada, comida procesada y toxinas. Es por ello que debemos incluir lactobacilos diariamente en nuestra alimentación. Como puedes ver, cada probiótico tiene una función importante en nuestro cuerpo, por eso es indispensable rotar las diferentes cepas de bacterias en diferentes variedades y cantidades y dejarlas descansar para que cumplan su función colonizando sin saturar a nuestro intestino.

Algunas fuentes naturales de probióticos

- **Kimchi.** Una forma asiática de la col en vinagre, el kimchi es col fermentada muy picante y agria. Típicamente se sirve junto con la mayoría de las comidas en Corea. Además de las bacterias beneficiosas, el kimchi también es una gran fuente de betacaroteno, calcio, hierro y vitaminas A, C, B1 y B2.
- **Tempeh.** Es un grano fermentado, rico en probióticos, hecho con granos de soya. También es una rica fuente de vitamina B12. Esta comida vegetariana puede ser salteada, horneada o esparcida en ensaladas.
- **Sopa de miso.** Miso es una de las medicinas tradicionales de Japón, y se utiliza comúnmente en la cocina macrobiótica como regulador digestivo. Hecho de centeno fermentado, frijoles, arroz o cebada, añadir una cucharada de miso a un poco de agua caliente hace una sopa excelente y rápida, rica en probióticos y llena de lactobacilos y bacterias bifidus.
- **Chucrut.** Hecho de col fermentada (así como otras hortalizas), el chucrut no solo es extremadamente rico en cultivos vivos y sanos, sino que también ayuda a reducir los síntomas de las alergias. Asimismo, el chucrut es rico en vitaminas B, A, E y C.
- **Kéfir.** Es un producto fermentado que se obtiene de la leche de vaca, oveja o cabra mezclada con granos fermentados. Alto en

lactobacilos y bacterias bifidus, el kéfir es rico en antioxidantes. Existe el kéfir de agua y de coco para los veganos.

- **Microalgas.** Son plantas como la espirulina, la clorela y las algas azules y verdes. Estos alimentos probióticos han demostrado un aumento en la cantidad de lactobacilos y bifidobacterias en el tracto digestivo.
- **Kombucha.** Té fermentado con un alto contenido de bacterias intestinales saludables. Esta bebida probiótica se ha utilizado por siglos y ayuda a aumentar la energía, mejora el bienestar e inclusive ayuda a perder peso. Sin embargo, el té de kombucha no es la mejor opción para todos, especialmente aquellos que tienen problemas de cándida. Para colonizar mejor tu intestino y disminuir los síntomas gastrointestinales te dejo el siguiente consejo.

√ Toma un frasco de probióticos por un periodo de tres semanas a un mes. Descansa un mes y repite, utilizando otras fórmulas para permitir la correcta colonización bacteriana. Los probióticos se pueden obtener de manera natural en ciertos alimentos, no solo a través de suplementos alimenticios. Busca que los suplementos siempre tengan una capa entérica para que las bacterias lleguen al intestino vivas.

√ Enema de probiótico
Es muy útil para personas con autismo, enfermedades autoinmunes como esclerosis múltiple, así como síndrome de colon irritable. Compra una bolsa de enema en <www.tiendabienesta.com> o en la farmacia. Vacía de tres a seis cápsulas de probióticos o ⅛ de una cápsula de polvo de probiótico que incluya *Bifidobacterium,* con dos cápsulas de butirato y medio o un litro de té de manzanilla.

Hazlo durante la mañana, de preferencia después de obrar. Llena la bolsa con agua tibia de filtro, agrega las cápsulas y disuelve. Recuéstate de cualquier lado, de preferencia en posición fetal, encima de una toalla o un tapete. Inserta la bolsa en el ano con lubricante o aceite de coco y libera el líquido para que el agua entre al colon. Trata de retener el enema entre cinco y 10 minutos si es posible. En la Fase 2: Regeneración, puedes hacerlo con medio a un litro de café orgánico. Hazlo de una a dos veces por semana, de cuatro a seis semanas.

¿Qué son los prebióticos?

Son fibras vegetales especializadas. Actúan como fertilizantes que estimulan el crecimiento de bacterias sanas en el intestino. Los prebióticos se encuentran en muchas frutas y verduras, especialmente en aquellas que contienen carbohidratos complejos, como la fibra y el almidón resistente. Son ingredientes alimenticios no digeribles que afectan de manera positiva el cuerpo humano, estimulando de forma selectiva el crecimiento y la actividad metabólica de cepas de bacterias del colon. El uso tradicional de alimentos fermentados ha mostrado efectos benéficos ampliamente reconocidos. De ahí la popularidad de su empleo como agentes para el restablecimiento y fortalecimiento de una microbiota saludable.

Por ejemplo, la alimentación para enfermedades autoinmunes debe partir de una dieta mediterránea antiinflamatoria, que se encuentre compuesta por aproximadamente 50% del plato de frutas y verduras, de diferentes colores, para obtener una gran variedad de antioxidantes, vitaminas, minerales y fibra. Los vegetales se pueden consumir tanto crudos como cocidos. Los vegetales de mar o algas marinas contienen una altísima cantidad de minerales, lo que los vuelve un superprebiótico, como el alga nori, wakame, dulse, kelp, kombu, etcétera.

***

Es importante mencionar la función de detoxificación hormonal. El equilibrio hormonal depende de la salud de la microbiota, específicamente, del estroboloma (conjunto de bacterias capaz de modular la circulación y eliminación de las hormonas femeninas llamadas estrógenos), el cual opera a niveles óptimos con ayuda de la enzima beta-glucuronidasa. Una microbiota diversa saludable es crítica para un equilibrio hormonal, ya que muchos estudios han demostrado cómo la microbiota impacta en diversos cánceres de órganos específicos, tanto en hombres como mujeres, al alterar el balance de energía del cuerpo, lo que aumenta la acumulación de grasa y regula el sistema y la respuesta inmunológica, el metabolismo de componentes dietéticos indigestibles, xenobióticos y farmacéuticos.

Cuando hay disbiosis o desequilibrio en la microbiota existe un desbalance de bacterias en el tracto gastrointestinal, si hay un exceso de bacterias que producen una enzima conocida como beta-glucuronidasa. El exceso de esta enzima revierte los estrógenos a su forma conjugada activa y se reabsorben de torrente sanguíneo en dominancia estrogénica en vez de ser eliminados. Esto causa:

- Síndrome premenstrual
- Obesidad
- Síndrome metabólico
- Cáncer relacionado con los estrógenos: de ovario, mama y próstata
- Endometriosis
- Infertilidad
- Cambios de humor
- Enfermedades cardiacas

La disbiosis puede ser causada no solo por organismos patógenos y comensales de los portadores, sino también por el envejecimiento y factores ambientales como el uso de antibióticos, xenobióticos, tabaquismo, ciertas hormonas y el consumo de alimentos nocivos.

Capítulo 4

Macronutrientes

Las cantidades y tipos de carbohidratos, proteínas, grasas y fibra son factores importantes que influyen en los niveles de glucosa e insulina en la sangre.

Los macronutrientes son aquellas sustancias que proporcionan energía al organismo para un correcto funcionamiento, así como otros elementos necesarios para reparar y construir estructuras orgánicas, promover el crecimiento y regular los procesos metabólicos. Este grupo se compone por hidratos de carbono, proteínas y grasas.

En cambio, los micronutrientes son sustancias que no aportan energía, pero son esenciales para el buen funcionamiento de nuestro organismo. Este grupo se compone por vitaminas hidrosolubles (complejo B y vitamina C), liposolubles (vitaminas A, D, E y K), minerales y oligoelementos.

Grasas y ácidos esenciales

La grasa es uno de los componentes más básicos del cuerpo. En promedio, una persona tiene entre 15 y 30% de grasa. Se ha demostrado que las alteraciones directas en la composición de las grasas de la membrana celular pueden inducir cambios en la respuesta a la insulina.

Existen distintos tipos de grasa:

- **Grasas saturadas.** Estas son las llamadas grasas malas. Se encuentran principalmente en los alimentos de origen animal, así como en el aceite de palma, en los lácteos y en la carne roja. Se deben comer con moderación, ya que, a pesar de ser necesarias, elevan el colesterol y con ello el riesgo de enfermedades cardiovasculares y arteriosclerosis.
- **Grasas monoinsaturadas.** Estas son llamadas grasas buenas. Su principal componente es el ácido oleico, grasa beneficiosa para el organismo, ya que ayuda a disminuir el colesterol malo (LDL) y subir el colesterol bueno (HDL), lo cual mejora la salud arterial y brinda protección cardiovascular. Lo puedes encontrar principalmente en el aceite de oliva y en el aguacate.
- **Grasas poliinsaturadas.** Estas también son llamadas grasas buenas. Son beneficiosas para el organismo, ya que ayudan a disminuir el colesterol malo (LDL). Sin embargo, se oxidan con facilidad, lo que provoca que expulsen una serie de sustancias tóxicas causantes de numerosas enfermedades. Incluyen las grasas esenciales (llamadas así porque es necesario incluirlas en nuestra alimentación): los omegas y el ácido alfa-linolénico.

Las grasas omegas pueden mejorar la función de los receptores de insulina y el transporte de la glucosa, ya que envuelven la capa de lípidos, por lo que cuando en las células hay cantidades elevadas de omegas se eleva la fluidez de las membranas, la unión de la insulina a sus receptores y la acción de la insulina. Se ha comprobado que los omegas 3, en especial los ácidos grasos conocidos como ácido eicosapentaenoico (EPA) y ácido docosahexaenoico (DHA), son muy importantes para la salud porque sus efectos antiinflamatorios influyen en el plasma de la insulina y en las concentraciones de lípidos. Por el contrario, las grasas saturadas y ácidos grasos trans tienen un efecto adverso. Por esto se recomienda una dieta alta en ácidos grasos monoinsaturados y no una dieta alta en grasa saturada. Estudios demuestran que una dieta baja en carbohidratos refinados y alta en ácidos grasos mono y poliinsaturados disminuye los niveles de glucosa, insulina y triglicéridos.

Omegas, las grasas que nos dan vida

Por muchos años las grasas han sido consideradas las responsables de miles de enfermedades, desde el sobrepeso hasta los infartos. Sin embargo, es importante entender que existen las grasas malas, responsables de estos padecimientos, y las grasas buenas, aquellas que tienen grandes beneficios para nuestra salud, pues elevan el colesterol bueno de nuestra sangre (HDL) que nos protege de enfermedades cardiovasculares. A continuación conocerás más sobre ellas y serás capaz de diferenciarlas y así tomar buenas decisiones.

Las grasas malas son aquellas que se encuentran en los alimentos como el chorizo u otros cortes de res, en las papas fritas, las donas… en fin, cualquier cosa que haya sido capeada, empanizada o frita con un aceite vegetal que se haya sobrecalentado, así como en la margarina y el tocino. Estas elevan el colesterol malo de nuestra sangre (LDL), responsable de muchas complicaciones en nuestra salud.

Las grasas buenas son aquellas que contienen omegas. Hoy en día conocemos los muchos beneficios que estos aportan a nuestra salud. Existen diferentes tipos de omegas y cada uno nos ayuda de una manera diferente.

- **Ácido alfa-linolénico (ALA).** Está presente en la chía, la linaza y las nueces. Es un omega 3 antiinflamatorio y nuestro cuerpo lo usa para construir dos cadenas largas de omega 3: el EPA y el DHA, que son grasas de aceites de pescado, las cuales podemos obtener de algas y de mariscos que coman algas. Nuestro cuerpo no es tan bueno para producir EPA y DHA: solo 5% del ALA se convierte en EPA y menos de 1% se convierte en DHA. Por eso es necesario comer pescado o ingerir suplementos de omega 3 de buena calidad, sobre todo quienes llevan una dieta vegana o vegetariana, los niños y las mujeres embarazadas o lactando, ya que el bebé utiliza DHA para su desarrollo neuronal y la mamá al tomarlo previene depresión posparto, problemas de atención y concentración, y mejora su salud neuronal y cardiovascular.

- **Omega 3.** Es el antiinflamatorio más potente que nos aportan los alimentos, ideal para aliviar el dolor en las articulaciones, y en los niños mejora su concentración y el rendimiento escolar. Ayuda a la salud mental, a combatir la depresión y la ansiedad. Este lo podemos encontrar en el pescado: salmón salvaje, sardinas, anchoas, entre otros, y en alimentos de origen vegetal, como chía y linaza, aunque solo 10% se convierte en EPA y DHA, necesarios para nuestra salud cognitiva y cardiovascular. Existe un tipo de omega 3 llamado omega krill, que tiene una mejor absorción y además contiene un antioxidante llamado antocianina, responsable de ese color rojizo del salmón y los mariscos, y que ayuda a mejorar la visión y evita el daño y deterioro de la retina. Está presente en pescados de agua fría como salmón salvaje, sardinas, arenque, anchoas, boquerones, atún y caballa.
- **Omega 6.** Es ideal para las mujeres que tienen problemas durante su periodo menstrual, ya que ayuda a evitar los síntomas del síndrome premenstrual; además nutre la piel y evita el sangrado de encías. Mejora el sueño y favorece la circulación sanguínea. Este se encuentra en aceites vegetales, nueces, almendras, pepitas, semillas de girasol, avellanas y pistaches.
- **Omega 7.** Es el menos conocido de ellos, pero es de gran importancia para la salud de la piel, ya que nos ayuda a tenerla humectada y a su correcta regeneración; además, funciona como un poderoso antioxidante. Lo podemos encontrar en el aceite de prímula y en el espino amarillo (baya asiática), en el aguacate, el aceite de oliva y los palmitos.

- **Omega 9.** Una excelente opción para mejorar nuestro colesterol, ya que aumenta el colesterol bueno (HDL) y disminuye el colesterol malo (LDL), lo cual protege nuestras arterias y reduce el riesgo de enfermedades cardiovasculares. La mayor fuente de este omega es el aceite de oliva extra virgen; de igual forma, lo encontramos en los palmitos, las aceitunas y el aguacate.

Diferencias entre omega 3, omega 6 y omega 7

	Omega 3	Omega 6	Omega 7
Nombre	Ácido linolénico	Ácido linoleico	Ácido palmitoleico
Tipo de ácido graso	Ácido graso poliinsaturado	Ácido graso poliinsaturado	Ácido graso monoinsaturado
Fuentes alimentarias	Pescado azul, linaza, semillas de calabaza	Aceite de prímula, onagra, borraja y semillas	Aceites animales, vegetales y marinos, pescados como la anchoa o el salmón, nueces de macadamia, aguacate y aceite de oliva
Funciones	• Antiagregante plaquetario • Disminuye los niveles de LDL y aumenta los de HDL • Ayuda en el rendimiento escolar • Mejora el flujo sanguíneo	• Disminuye los niveles de LDL y aumenta los de HDL • Reduce los síntomas premenstruales y mejora la salud de la piel y los patrones del sueño • Antiagregante plaquetario	• Regeneración de piel (eczemas, dermatitis atópicas y psoriasis) y mucosas (úlceras pépticas y afectaciones orales, inflamación y afectaciones urogenitales)

	Omega 3	Omega 6	Omega 7
Funciones	• Mejora la salud mental, el estado de ánimo, el TEPT, la depresión y la ansiedad		• Antioxidante

La verdad sobre las grasas y los aceites

Así conocí a Humberto: piel seca, labios partidos, encías sangrando y todas sus mucosas secas. Sentía que su memoria y atención ya no eran igual que antes, su libido estaba cada día más baja y le costaba trabajo conciliar un sueño profundo. Había tomado estatinas para bajar su colesterol LDL, pero, cada que las tomaba, le dolía el cuerpo, se sentía cansado y su colesterol bueno HDL también bajaba.

Así que empezamos por cambiar los aceites de su casa y empezó a cocinar todo con aceite de oliva y de coco a bajas temperaturas. Le receté lo siguiente:

- Cuatro cápsulas al día de fosfatidilcolina, que ayuda a la membrana celular, a la memoria y a disminuir el colesterol LDL. Además, aumenta los niveles de HDL y limpia el hígado.
- Una cápsula de omega 3 de pescado.
- Una cápsula de coenzima Q10 ubiquinol (CoQ10) de 200 mg, que es un poderoso antioxidante que ayuda a las células a producir energía (las estatinas le robaban la CoQ10, por eso le dolía el cuerpo) y ayuda a elevar el colesterol bueno HDL.
- Complejo B.
- Minerales quelados.

- Aceite BodyBio, dos cucharadas de aceite omega con la relación perfecta 4 a 1 para mejorar el balance entre omega 6 y omega 3.
- Astaxanthin, un poderoso antioxidante y antiinflamatorio carotenoide que, al igual que las antocianinas, le da el color rosado al salmón y ayuda a desinflamar el cuerpo y a neutralizar los radicales libres, a los que estamos expuestos todos los días por el simple hecho de respirar, comer, por la contaminación, el cigarro y otros factores que perjudican la salud y juegan un rol importante en el envejecimiento, enfermedades del corazón, cáncer, párkinson, alzhéimer, entre otras.

He atendido a miles de pacientes y al ver sus estudios de ácidos grasos en la sangre me he dado cuenta de que solo toman altas dosis de omega 3 sin saber bien la correcta relación entre omega 6 y 3. Esta debe ser 4 a 1 para que el cuerpo funcione adecuadamente y no se suprima el omega 6, que ayuda a la piel, a dormir y a otras funciones más.

Es hora de cambiar tu forma de pensar sobre la grasa. Durante los últimos años se ha dicho que comer grasa te hace engordar, sin embargo, el verdadero problema es que se consumen las grasas equivocadas o de manera inadecuada. No todas las grasas son creadas de la misma manera ni tienen el mismo efecto sobre el organismo. Si estamos acostumbrados a comer como la mayoría, es probable que gran parte del tiempo estemos ingiriendo grasas de manera incorrecta.

¿Dónde están las grasas malas?

Las grasas malas se encuentran, por ejemplo, en el chorizo, las carnitas, gorditas y quesadillas, los pambazos y huaraches, las papas fritas y las donas, en fin, en cualquier cosa que haya sido capeada, empanizada o frita con un aceite vegetal sometido a altas temperaturas. Estas grasas elevan el colesterol malo. Todos los aceites cuando son sometidos a altas temperaturas sufren transformaciones importantes en su composición. Entre más insaturada sea una grasa, más sensible va a ser al calor y a la oxidación, y cuando entran en contacto con el aire, los aceites tienden a enranciarse y oxidarse, lo que genera cambios esenciales en sus propiedades.

A partir de los 70 °C los omega pierden propiedades nutricionales importantes y entre más alta sea la temperatura, mayor será la generación de sustancias tóxicas complicadas de digerir. Todos los aceites tienen un tope de temperatura. Sin embargo, se ha visto que los aceites que menos resisten al calor y que, por lo tanto, no se recomiendan para cocinar son el aceite de soya, canola, girasol y maíz.

¿Qué es la oxidación?

Es una reacción que afecta las propiedades nutrimentales de los alimentos y genera radicales libres, los cuales dañan nuestro cuerpo y causan desde un envejecimiento prematuro hasta el desarrollo de distintas enfermedades. Para contrarrestar este efecto necesitamos antioxidantes, ciertas vitaminas y minerales; sin embargo, es necesario tener un buen balance entre nuestra ingesta de oxidantes y antioxidantes, aunque estos últimos deben predominar para evitar algún daño celular.

Cuando se fríen los alimentos, las grasas insaturadas se someten a un proceso llamado hidrogenación, que da lugar a las grasas trans. Frecuentemente, la industria alimentaria hidrogena las grasas usando alta presión y gas de hidrógeno para aumentar su vida útil y la estabilidad del alimento. Sin embargo, cuando los aceites se calientan a temperaturas muy altas durante la cocción, también ocurre este proceso y la estructura química de las grasas cambia, lo que las vuelve difíciles de digerir y con efectos negativos en la salud. Las grasas trans se asocian con un mayor riesgo de presentar enfermedades cardiacas, cáncer, diabetes y obesidad.

Debido a que los alimentos fritos se cocinan en aceite a temperaturas extremadamente altas, estos generan grasas trans. Aún más, si se cocinan en aceites vegetales o de semillas procesados, contienen grasas trans incluso desde antes del calentamiento.

Un estudio realizado en Estados Unidos sobre los aceites de soya y canola descubrió que de 0.6 a 4.2% de su contenido de ácidos grasos eran grasas trans, las cuales están asociadas con un mayor riesgo de presentar distintas enfermedades. Asimismo, comer alimentos fritos puede contribuir a elevar la presión arterial, disminuir el colesterol HDL (bueno) y presentar obesidad, todos factores de riesgo de enfermedad cardiaca.

De hecho, diversos estudios internacionales de observación encontraron que cuanto más a menudo las personas comen alimentos fritos, mayor es su riesgo de desarrollar enfermedades cardiacas.

La comida frita puede contener acrilamida, una sustancia tóxica que se puede formar en los alimentos durante la cocción a temperaturas altas, con métodos como freír, asar u hornear. Se forma por una reacción química entre los azúcares y un aminoácido llamado asparagina. Los alimentos con almidón, como las papas fritas y los horneados, generalmente tienen concentraciones más altas de acrilamida.

Finalmente, varios estudios han encontrado que comer alimentos fritos incrementa el riesgo de desarrollar diabetes tipo 2.

Aceites no saludables

Los aceites de cocina que contienen una gran cantidad de grasas poliinsaturadas son mucho menos estables y se sabe que forman acrilamida cuando se exponen a altas temperaturas. Esto incluye los aceites de canola, soya, algodón, maíz, sésamo, girasol, cártamo y salvado de arroz.

Estos aceites son procesados y hasta 4% de su contenido en ácidos grasos son grasas trans antes de freír. Por desgracia, son comúnmente usados en los restaurantes, ya que tienden a ser más baratos. Intenta evitarlos porque cuando se oxidan a altas temperaturas aumenta su contenido de grasas trans.

Los aceites de canola, maíz, girasol, soya o cártamo han sido los más utilizados por las familias mexicanas. Sin embargo, hoy en día, gracias a la información y a todas las nuevas alternativas que conocemos, tenemos opciones más saludables para cocinar y aderezar.

El correcto balance de ácidos grasos en un aceite vegetal es uno de los factores determinantes de su valor nutricional. En los aceites mencionados el contenido de omega 6 es mucho mayor al de omega 3, por lo que su contenido nutricional es considerablemente bajo. Son aceites que inflaman el organismo y pueden contribuir a desarrollar enfermedades crónico-degenerativas a largo plazo.

Existen distintas formas de cocinar un alimento y otras consideraciones importantes para propiciar un menor riesgo de oxidación:

- Al vapor, ya que no llega a la temperatura de ebullición del agua.
- Hervir (100 °C).
- Cocción a presión, sobrepasando los 100 °C.
- Salteado breve o pochado son cocciones rápidas y con poco aceite.
- A la plancha, al horno, a las brasas y frito son cocciones fuertes en las que la temperatura y los problemas aumentan; sin embargo, al freir se utiliza la mayor cantidad de aceite, que muchas veces es reutilizado, lo que incrementa aún más la oxidación.
- Los tipos de aceite más adecuados para cocinar, ya que aguantan mayores temperaturas, son el de aguacate, coco y ghee.
- Se puede cocinar con aceite de aguacate y de oliva siempre y cuando sea a una temperatura baja, sin embargo, se recomienda más utilizarlo en frío como aderezo para ensaladas.
- Evita cocinar los alimentos más de lo necesario, ya que, si quedan requemados, quiere decir que se ha sobrepasado la temperatura de seguridad.
- No reutilices el aceite; evita los alimentos fritos, empanizados y capeados.

- Prefiere siempre las preparaciones más nobles y deja los alimentos cocidos a altas temperaturas como algo ocasional.
- Evita que los aceites sean refinados, busca opciones extra vírgenes y orgánicas.

Recuerda que no existe una dieta saludable sin grasa, ya que esta es esencial para una buena salud. La clave está en maximizar las grasas de buena calidad y minimizar las de mala calidad para mantener tu cuerpo protegido del efecto de los radicales libres y tener siempre el mejor aspecto desde dentro hacia fuera, así como una buena salud y calidad de vida.

En resumen, si lo que quieres es cocinar con aceite, las mejores opciones son aceite de coco y aceite de aguacate, ya que estos son resistentes a altas temperaturas y no perderán sus propiedades cuando los calientes.

Los mejores aceites

Aceite	Beneficios	Cómo utilizarlo con moderación
Coco extra virgen	• Contiene grasa saturada, pero también ácido láurico, que ayuda al metabolismo, aumenta las defensas, y elimina bacterias y hongos. • Alto en ácidos grasos de cadena media, por lo que da energía rápida. • Incrementa el gasto energético del organismo, ayuda con la pérdida de peso. • Mejora niveles de colesterol.	• Ideal para cocinar. En preparaciones calientes, asadas, al horno, empapeladas. • Para freír con altas temperaturas. • Lo puedes consumir en ayunas antes de hacer ejercicio: una cucharada para aumentar tus niveles de energía. • Lo puedes incluir en tus licuados (una cucharada).

Aceite	Beneficios	Cómo utilizarlo con moderación
	• Ideal para untar en cabello y piel y mejorar la hidratación. • Incrementa la función cerebral, excelente para alzhéimer y problemas de memoria.	• Puedes hacer buches antes de lavarte los dientes para matar bacterias y hongos. Deberás enjuagar después de completar el proceso.
Aguacate	• Tiene altos niveles de vitamina E. • Ayuda a prevenir enfermedades periodontales. • Mejora los niveles de colesterol en la sangre. • Fortalece y evita daños en las arterias. • Humecta el cabello y la piel. • Rico en antioxidantes.	• Se puede usar en cocciones a muy bajas temperaturas; es mejor crudo en ensaladas. • Untado en la piel para mejorar la hidratación. • Puedes aplicarlo en el pelo.
Ajonjolí	• Alto en omega 6. • Ayuda a tener una buena función cerebral, ya que es alto en lecitina. • Mejora la piel. • Alto contenido de vitamina E, antioxidante.	• Es poco estable al calor, por lo que es ideal para usar en frío o en preparaciones que requieren temperaturas bajas.
Oliva	• Ayuda a bajar el LDL (colesterol malo). • Reduce la presión arterial y la inflamación. • El extra virgen es el que tiene un mayor contenido de antioxidantes y antiinflamatorios. • Alto en ácidos grasos insaturados.	• El aceite de oliva pomace (de orujo) es ideal para cocinar a altas temperaturas, ya que dentro de los aceites de oliva es el que tiene un punto de humo más alto y evita la oxidación. • En frío, el aceite de oliva virgen o extra virgen es ideal por su gran sabor.

Aceite	Beneficios	Cómo utilizarlo con moderación
Oliva	• Equilibrio ideal entre omega 6 y omega 3. • Agente desinflamatorio por su contenido de omega 3. • Alto en ácido oleico, el cual tiene menor tendencia a la oxidación. • Alto en vitamina A, un potente antioxidante, y ayuda a la visión.	• Como aderezo para ensaladas y verduras asadas. • Para realzar sabores en pescados, pollos y carnes un aceite de oliva gourmet es ideal.
Linaza	• Rico en omega 3. • Reduce colesterol en sangre. • Laxante natural. • Ayuda a la piel y el cabello.	• Puedes usarlo crudo en preparaciones frías. • En aderezos para ensaladas. • Se oxida fácilmente, por lo que se debe refrigerar siempre.
Aceite de semilla de uva	• Es alto en vitamina C, vitamina E y betacaroteno, antioxidantes que nos protegen del daño de radicales libres, además previene ciertos cánceres.	• Lo ideal es usarlo en crudo en ensaladas o guisados.

Los aceites y la milagrosa membrana celular

Todos los aceites comestibles provienen de granos, semillas y nueces. La mayoría tiene una costra que protege sus preciosos aceites de la exposición al aire y al oxígeno, la cual se oxida de forma instantánea por sus dobles ligaduras cuando se extraen sus aceites esenciales y ocasiona que la semilla sea totalmente inútil para cumplir su destino de convertirse en planta.

La mayoría de los aceites comestibles de maíz, girasol, algodón y soya están hechos a altas temperaturas, contienen muy pocas grasas esenciales u otros nutrimentos, y son fácilmente hidrogenados.

No te imaginas los daños metabólicos que los aceites comestibles que están procesados a grandes temperaturas, rancios e hidrogenados pueden hacer en la química de la vida. Calor, oxígeno y luz son las fuerzas que destruyen los aceites. Puedes evitar más o menos los daños cuando eres joven y sano, debido al ritmo rápido de tu metabolismo, que puede quemar y deshacerse de grasas rancias y parcialmente hidrogenadas. El problema viene cuando hay enfermedades o al envejecer, pues se ralentiza tu metabolismo y, por consiguiente, no logras deshacerte de estas grasas y repercuten en tu salud. Nos deterioramos a diferentes velocidades y a diferentes edades. Combina esto con la variedad enorme de desórdenes a los que nos podemos enfrentar (variabilidad genética, así como exposición ambiental). Por esto a veces repentinamente nos sentimos tan mal.

Las grasas son el mero corazón del metabolismo y controlan todo lo que entra y sale de la célula, así como la transmisión de los pensamientos. La ciencia ahora sabe que los ácidos grasos esenciales en la membrana controlan los latidos del corazón, el parpadeo de los ojos, la práctica sexual, la reproducción y el nacimiento de un bebé. Si dedicamos nuestra vida entera a darles a nuestros maravillosos cuerpos una alimentación llena de los aceites errados, se vuelve un milagro que nuestro cuerpo dure lo que dura. Para comenzar a entender la profundidad del daño metabólico de las grasas malas necesitaríamos estudiar a detalle el funcionamiento de los lípidos, aunque también podemos observar el daño físico aparente que provocan en la piel, como cuando aparecen manchas o celulitis.

El aceite de linaza crudo tiene efectos benéficos en el aprendizaje, el umbral del dolor y la termorregulación. Aumenta las grasas poliinsaturadas y reduce el colesterol en la membrana neuronal. Estos dos efectos mejoran la estructura de la membrana y de la función conductual.*

La fosfatidilcolina es uno de los principales constituyentes de las bicapas de grasa de las membranas celulares. La fosfatidilcolina o lecitina se produce de forma natural en el hígado y se puede obtener de ciertos alimentos, principalmente el ajonjolí, la soya y la yema de huevo. Este nutriente ayuda a proteger los órganos y las arterias de la acumulación de grasa, y puede facilitar la absorción de algunas vitaminas del complejo B y de la vitamina A. Promueve la reducción de los niveles de triglicéridos y colesterol en la sangre y ayuda al hígado a producir colesterol bueno. El cuerpo es muy sabio y tiene la capacidad de autoconstruirse con la propia suplementación, especialmente con la membrana de lípidos, la cual se regenera a una velocidad muy rápida. La clave es poner las piezas correctas con el balance perfecto de la relación entre omega 6 y omega 3. Por ello, la combinación óptima de estos aceites ayuda de forma significativa a las siguientes funciones:

- Comunicación celular.
- Facilitación del sueño.
- Motivación, capacidad de atención y concentración.
- Umbral del dolor.
- Estimulación y dirección del metabolismo: crecimiento, reparación, movimiento, digestión, ritmo cardiaco, presión, reproducción, gestación, respuesta nerviosa de la vista y del pensamiento, así como de las funciones cognitivas.
- Combate la piel seca.
- Cicatrización.
- Memoria y cognición.

* Véase Yehuda, S., et al

¿Qué pasa si no como pescado?

¿Se puede evitar el consumo de pescado? La respuesta es no. Hay estudios realizados por la Universidad de Harvard que concluyen que las concentraciones de aceites omega en nuestro organismo son tan bajas que solo comiendo pescados de agua fría tres veces por semana durante 70 años veríamos un efecto benéfico en las enfermedades del corazón e inflamatorias. Por eso, la suplementación es una gran alternativa para el tratamiento de ciertas patologías que los procesos inflamatorios propician. Además, la suplementación de omegas no está contraindicada para ninguna enfermedad.

En principio, las personas más saludables deberían ser capaces de comer alimentos que contienen alfa-linolénico y luego confiar en sus cuerpos para convertir este omega en EPA y DHA. Sin embargo, existe un considerable número de debates científicos acerca de nuestra capacidad para obtener cantidades óptimas de EPA y DHA por depender exclusivamente de los alimentos que contienen alfa-linolénico.

Además, nuestro cuerpo debe cumplir con ciertas características para obtener EPA y DHA de fuentes que no provengan de los aceites de pescado. Por ejemplo, la capacidad de nuestro cuerpo para producir EPA y DHA de alfa-linolénico depende en parte de los otros tipos de grasa que comemos. Uno de esos otros tipos de aceite es el omega 6. Los ácidos grasos omega 6 son más abundantes en los alimentos que los omega 3. Debido a que son más abundantes, consumimos mucho más de ellos. Sin embargo, el alto consumo de ácidos grasos omega 6 puede reducir directamente la cantidad de ALA que nuestro cuerpo convierte en EPA y DHA.

Nuestro cuerpo tampoco puede hacer un trabajo eficaz de convertir ALA en EPA y DHA sin tener los nutrientes que necesita. Estos nutrimentos incluyen vitamina B3, vitamina B6, vitamina C y zinc. Si tenemos deficiencias en uno o más de estos nutrientes, nuestro cuerpo disminuye su capacidad de proporcionarnos cantidades óptimas de EPA y DHA, incluso cuando nuestra ingesta de ALA es suficiente.

¿Qué tienen que ver los esquimales con los omegas?

Los esquimales tienen una gran nutrición, las enfermedades crónico-degenerativas en ellos son casi inexistentes.

Tanto en la medicina como en la nutrición y la antropología han sido interesantes sujetos de estudio, ya que en su dieta no incluyen frutas ni verduras, y únicamente comen carnes crudas.

Las grasas que ellos comen son muy saludables: tienen un elevado porcentaje de omega 3, pues comen pescados de agua fría y no de granja. Además, las grasas de foca y ballena también tienen vitaminas liposolubles como A, D y E, la vitamina C, las cuales obtienen de sus órganos, consumidos crudos. Los aminoácidos los obtienen de las mismas fuentes.

La Universidad de Harvard ha publicado varios ensayos que han evaluado el efecto de los aceites de pescado en las enfermedades del corazón. En el estudio conocido como "The Italian Group for the Study of Survival in Myocardial Infract", los sobrevivientes de ataques cardiacos que tomaron una cápsula de un gramo de omega 3 todos los días durante tres años tuvieron menos probabilidades de sufrir un ataque al corazón, problemas cerebrovasculares o una muerte súbita, en comparación con los que tomaron un placebo. El riesgo de muerte súbita cardiaca se redujo 50 por ciento.

En el estudio llamado "Japan EPA Lipid Intervention Study",* los participantes que tomaron una cápsula de EPA, más una estatina para reducir el colesterol, fueron menos propensos a tener un problema coronario (muerte súbita cardiaca, infarto de miocardio fatal o no fatal, angina inestable, o un procedimiento derivado de una obstrucción o estrechamiento de las arterias coronarias) que los que tomaron una estatina sola. Por eso es tan importante incluir grasas buenas en nuestra dieta, consumirlas diariamente y cocinar con los aceites correctos para una buena salud y comunicación celular.

* Véase Yokoyama M., *et al.*

Los omegas están indicados para cualquier persona que desee tener una gran calidad de vida, mantener saludables su cerebro, articulaciones, ojos, corazón y estado de ánimo, así como un método de antienvejecimiento. En resumen, es un suplemento básico para una buena salud.

Carbohidratos

Los carbohidratos se dividen en tres grupos:

a) Monosacáridos: glucosa, fructosa, galactosa
b) Disacáridos: sacarosa (azúcar de mesa), lactosa, maltosa
c) Polisacáridos: almidón, glicógeno (almidón animal), celulosa

Son esenciales como parte de una dieta saludable y equilibrada. Las fuentes más apropiadas de carbohidratos son las verduras, frutas, granos enteros y legumbres, debido a su contenido de fibra dietética.

No se ha unificado una dieta en cuanto al tipo de carbohidratos que debemos consumir. Se ha estudiado mucho el índice glicémico (IG) de los alimentos: este se refiere a un estudio intensivo en los alimentos con carbohidratos y la respuesta posprandial de glucosa. El IG de los alimentos se define como la respuesta en la elevación de la insulina al ingerir algún alimento comparado con la elevación al consumir azúcar puro. Este depende del origen de los alimentos, su combinación y la forma de preparación. Se sabe que la fibra juega un papel importante en la respuesta de la insulina y la glucosa, sobre todo las fibras solubles.

Resistencia a la insulina

La insulina es una hormona producida por el páncreas, encargada de introducir la glucosa que obtenemos de los alimentos a las células.

Funciona como la llave de la puerta. Cuando hay un exceso de glucosa, la insulina la almacena y forma una reserva en caso de que el cuerpo la necesite. La hormona de la insulina aumenta el almacenamiento de grasa en las células y evita que las células de grasa la liberen para obtener energía, lo que provoca obesidad, triglicéridos elevados, hígado graso y otros trastornos metabólicos.

Mónica, mi paciente, llevaba batallando con su cuerpo muchos años. Tenía vello en la cara, reglas irregulares, acné y le costaba mucho trabajo bajar de peso. Había visitado a muchas nutriólogas y le habían dado diferentes dietas, algunas hasta le recetaron el medicamento Redotex y no lograba llegar a su meta. Sus estudios de laboratorio indicaban que tenía resistencia a la insulina. Le pedí que fuera a ver a su ginecólogo para descartar que tuviera síndrome de ovario poliquístico. La referí a una endocrinóloga, quien le mandó un medicamento conocido como metformina en una dosis de 1 500 mg al día dividida en tres tomas con alimentos. Le querían dar pastillas anticonceptivas, ella se rehusó y decidió comprometerse con un programa en Bienesta de salud integral, una alimentación para su trastorno metabólico y cambio de hábitos. Le prescribí berberina, myo-inositol, Myomin y otros suplementos y ejercicio. Seis meses después, Mónica estaba muy feliz, había bajado de peso y ya no retenía tanto líquido; ahora come sano y lo ha hecho parte de su vida; practica *spinning*, pilates y HIIT, y está fuerte, con una excelente composición corporal y su vello desapareció.

Hoy en día, cada vez vemos a más personas que padecen resistencia a la insulina, pero ¿qué significa realmente esta "famosa" resistencia a la insulina (RI)? Se presenta cuando los tejidos, especialmente el muscular y el adiposo, pierden cierta respuesta o sensibilidad a la acción de la insulina. Esta hormona la produce el páncreas y es liberada al comer con el fin de ayudar al cuerpo a utilizar o almacenar la glucosa que obtiene de los alimentos. Cuando hay resistencia a la insulina, los receptores o células no responden a la acción de esta hormona y, en consecuencia, aumenta su producción, lo que se conoce también como hiperinsulinismo, el cual sirve para prevenir picos de glucosa en el cuerpo. Trae como consecuencia una disminución en la captación de la glucosa por las células del músculo y del tejido adiposo.

Este síndrome por lo general se presenta por el aumento de grasa a nivel abdominal, sedentarismo, pérdida de masa muscular, envejecimiento y una mala alimentación. En la actualidad, la resistencia a la insulina se considera el tronco común de algunas enfermedades como diabetes mellitus (DM), hipertensión arterial, inflamación, hígado graso, ovario poliquístico y sobrepeso u obesidad. La mayoría de los individuos que desarrollan resistencia a la insulina mantienen sus valores de glucosa normales o casi normales, y se estima que entre 60 y 70 millones de personas en el mundo caen dentro de esta categoría. Sin embargo, más de 25% de estas personas tienden a desarrollar diabetes tipo 2, cuando sus mecanismos compensatorios de hiperinsulinemia caen y su glucosa no está controlada.

La obesidad es el principal factor de riesgo para el desarrollo de la resistencia a la insulina en la población adulta e infantil.

Por último, se ha visto en estudios recientes una fuerte relación entre la resistencia a la insulina y el síndrome de ovario poliquístico (SOP), ya que los mismos niveles altos de insulina en la sangre pueden generar y formar quistes en el ovario por el desequilibrio de las hormonas masculinas. Investigaciones en los últimos 10 años han vinculado la resistencia a la insulina e hiperinsulinemia con el SOP, un síndrome que afecta a 6% de las mujeres en edad reproductiva y que es la causa principal de infertilidad, acné e hirsutismo (vello en la cara). Estudios indican que las mujeres con SOP se benefician al tratar la sensibilidad a la insulina y al bajar los niveles de insulina en la sangre. Además de cambios en el estilo de vida apropiados, niveles adecuados de glucosa en la sangre y niveles normales de insulina, se pueden promover ajustes con una dieta antiinflamatoria que ayude a la salud de la microbiota y mejore los procesos inflamatorios, así como con ejercicio y el uso de selectos suplementos nutricionales.

Para poder medir la resistencia a la insulina, el método más común es conocido como HOMA (*Homeostasis Model Assessment*). Este método provee índices de insulinorresistencia y función de la célula beta utilizando concentraciones basales de glucosa e insulina plasmáticas, ambos resultados se multiplican y se dividen entre 405 para obtener el resultado. También se puede hacer la prueba de tolerancia oral a la glucosa (PTGO), con medición simultánea de los niveles de insulina y glucosa en la sangre. Este tipo de examen es más complicado para el paciente, ya que dura cerca de tres horas, en las que se miden glucosa e insulina dos horas después de haber ingerido una solución azucarada.

Todo lo que debes saber sobre la resistencia a la insulina

Factores de riesgo

- Sobrepeso y obesidad.
- Alimentación alta en grasas saturadas, harinas y azúcares refinados y alcohol.
- Sedentarismo.
- Niveles altos de colesterol y triglicéridos.
- Síndrome de ovario poliquístico (SOP).
- Herencia (padres, hermanos o hermanas que padecen diabetes tipo 2).

¿Cómo prevenirla?

- Haz de 40 a 45 minutos de ejercicio entre cuatro y cinco días a la semana. El ejercicio aumenta la sensibilidad a la insulina. También se estimula otro mecanismo totalmente separado de la insulina, el cual permite que las células capten glucosa y la utilicen como fuente de energía, independientemente de si hay insulina disponible. Además, esto ayuda a mejorar la circulación, mantener un peso adecuado y mejorar tu salud cardiovascular.

- Dale importancia a tu sueño y duerme entre siete y ocho horas.
- Lleva una alimentación paleo y antiinflamatoria (ver el capítulo 11, Fase 1: Reparación).
- Agrega canela a tu dieta: ya sea en tu licuado o en té, la canela mantiene los niveles de glucosa dentro de los rangos adecuados.
- Disminuye tu consumo de harinas refinadas, alcohol, azúcares y bebidas azucaradas: pan blanco, arroz blanco, pasta, pastel, galletas, cereales de caja, jugos de fruta y refrescos.
- Elige granos y tubérculos de buena calidad: altos en fibra para que te mantengan satisfecho sin generar altibajos en la glucosa, como arroz salvaje, avena, quinoa y camote.
- Busca que tus alimentos tengan un índice glicémico bajo, esto con el fin de evitar altas de glucosa. Existen tablas estandarizadas para conocer el índice glicémico de los alimentos.
- Añade semillas de girasol, pepitas, almendras y leguminosas como frijoles, lentejas, edamames o garbanzos; son ricos en fibra y proteína por lo que no elevan los niveles de glucosa en la sangre.
- Si vas a desayunar o quieres una colación, toma un jugo verde o un smoothie. Procura preparar este licuado de forma saludable: usa proteína vegana de cáñamo o de chícharo, media taza de espinaca, kale o acelga, media taza de leche vegetal de almendra o coco sin azúcar, canela, una cucharada de linaza molida o chía, una rebanada y media de aguacate y media o un cuarto de fruta, de preferencia frutos rojos. Esta combinación regula tus niveles de glucosa y equilibra tus hormonas del hambre y saciedad, lo que evita un exceso de insulina para que puedas quemar grasa y tener energía consistente a lo largo de tu día.

- Planea tus horarios de comida: esto va ayudar a que tengas un mejor control en tus niveles de glucosa. Consume en todas las comidas principales proteínas como pescado, pollo, pavo, trucha, mariscos y huevo orgánico. La proteína te ayudará a prevenir hipoglucemias y te mantendrá satisfecho por un periodo más largo. Agrega en todas las comidas una porción grande de verduras llena de minerales, vitaminas y fibra; tienen un alto contenido de nutrimentos, son bajas en calorías y no afectan los niveles de glucosa. Aumenta tu consumo de grasas ricas en omegas como salmón salvaje, trucha, sardinas, semillas de cáñamo (*hemp seeds*), aceitunas, nueces, aceite de oliva y aguacate. Siempre lleva contigo una bolsita con alimentos saludables, como aceitunas, almendras o verduras con humus.
- Cocina sin freír. Procura consumir alimentos asados o al vapor.

Tratamiento

- Cambios en el estilo de vida apropiados.
- Medicamentos según lo indique tu médico. Hoy, la metformina es el medicamento más usado y se ha visto que no solo ayuda a la resistencia a la insulina, sino que evita el cáncer de colon y otros tipos de cáncer, funciona como un diurético excelente para mejorar el sistema linfático, promueve la fertilidad, previene el alzhéimer y es un excelente antiinflamatorio y promotor de la longevidad. Consulta a tu médico para la dosis adecuada.
- Ajustes en la dieta: elimina harinas refinadas, alcohol, refresco, postres, jugos y fruta en exceso, y consume una dieta más rica en proteína, fibra y ácidos grasos omegas siguiendo mi método de las 3 R.

- Uso de suplementos nutricionales.
- Ejercicio mínimo de 40 minutos por cinco días a la semana.

Exceso de insulina (hiperinsulinemia)

Una vez que la insulina hace el trabajo de actuar como una especie de chofer transportando la glucosa de la sangre a la célula y así obtener energía para tus músculos, hígado y otros tejidos y órganos, se queda en tu sangre por varias horas. Como su función es almacenar grasa, tu cuerpo deja de quemarla, convirtiendo esas calorías extras en depósitos en tu cuerpo. Si comes alimentos desbalanceados, procesados, muchos jugos, cereales refinados o simplemente un exceso de hidratos de carbono bajos en fibra, y olvidas incluir proteína y grasa, tus niveles de glucosa subirán muy rápido por su pronta absorción y te dejarán ansioso, aletargado y cansado. Así se crea un círculo vicioso, pues cuando tienes más ansiedad por comer harinas y azúcares experimentas atracones y tu cuerpo libera aún más insulina, la cual almacena grasa, tus niveles de energía se descompasan, tus hormonas se desequilibran y todo tiene como resultado sobrepeso y enfermedades.

La mayoría de mis pacientes llegan a consulta con una dieta similar a esta: toman jugos a los que llaman *detox*, los cuales causan picos de insulina y glucosa durante todo el día, o empiezan a las ocho de la mañana con un jugo de naranja o un tazón de açaí con frutas, o un capuchino acompañado de una barra de cereales. El capuchino contiene lactosa y la barra es rica en azúcares sin la adecuada porción de proteína; el jugo, bajo en fibra, también se encuentra lleno de azúcares. Después, a las 11 de la mañana algunos toman una colación de fruta con yogurt y, usualmente, más hidratos de carbono. De comer piden tortillas o pan, tacos, un sándwich o pasta, seguido de tequila o vino. Eso es lo que causa que se duerman en el escritorio y tengan poca concentración.

Por la tarde, llega otro café con galletas y de cenar fruta con granola, cereal con leche o un sándwich. Por eso es necesario dejar de usar la glucosa como nuestra principal fuente de energía y balancear nuestras comidas con fibra proveniente de linaza, chía y verduras, principalmente verdes. También incluir grasas, como aguacate o nueces, y algo de proteína animal, como pescado, huevo o pollo; asimismo, hidratos de carbono ricos en fibra, como camote o arroz integral o salvaje, frijoles o lentejas, y disminuir el consumo de fruta a una o dos porciones al día.

No se trata de comer cinco pequeñas comidas al día, sino de comer por bloques, es decir, en cada comida incluir fibra, grasas, proteínas, verduras y un acompañante pequeño de fruta o carbohidratos ricos en fibra como los que te acabo de mencionar. Siempre hay que procurar empezar con fibra y verdura; por ejemplo: hojas de espinaca, una sopa de verdura, verduras asadas, y de preferencia combinar con grasas saludables como aceitunas, aguacate, semillas de girasol o aceite de oliva. Después, hay que considerar un bloque de proteínas de buena calidad y, por último, la porción de carbohidratos, como granos de buena calidad.

Esto nos ayudará a disminuir la absorción de los niveles altos de glucosa e insulina en la sangre. Comer de esta forma hará que la digestión sea más lenta y que la elevación de los niveles de glucosa sea estable durante todo el día. Al llenar el plato de nutrimentos que ayudan a mantenerte satisfecho, libre de ansiedad (por comer, en especial, azúcar y alimentos procesados) y con buena energía durante todo el día, estarás más enfocado, sin hambre y de buen humor.

Proteínas

Estudios han demostrado que la ingesta adecuada de proteínas evita la elevación de la glucosa y mejora la respuesta de insulina en individuos que no presentan alguna enfermedad. Se recomienda agregar en cada comida los bloques de carbohidratos de bajo índice glicémico (como arroz integral o salvaje, quinoa, camote y frijol), proteínas de libre pastoreo, verduras y grasas vegetales ricas en omegas.

La cantidad diaria de proteína recomendada para prevenir deficiencias en un adulto promedio es de 0.8 gramos por cada kilogramo de peso corporal.

Hoy sabemos que no requerimos consumir proteínas en exceso, ya que esto afecta nuestros procesos metabólicos, incluyendo el envejecimiento. Sin embargo, para evitar la pérdida de hueso por falta de músculo en la tercera edad debemos aumentar el requerimiento proteico y tu dieta debe proporcionar al menos 1.0-1.2 gramos de proteína al día por cada kilo de peso corporal, y 1.2-1.5 gramos si tienes alguna enfermedad.

El colágeno

El colágeno es la proteína estructural principal en los humanos, ayuda al tejido conectivo y sella la pared intestinal. Es como un gel que cubre y mantiene nuestros huesos unidos para que podamos movernos sin problema. Mejora la absorción y mantiene la impermeabilidad de nuestro intestino. El colágeno, al ser una proteína compleja, contiene 19 aminoácidos esenciales y no esenciales.

Existen tres tipos de colágeno. El tipo 1 es el más abundante y se encuentra en tendones, ligamentos, huesos y piel. El tipo 2 es el que se encuentra en las articulaciones y sus principales funciones son ayudar a la respuesta inflamatoria, aumentar la respuesta inmunitaria y sellar la pared intestinal. El tipo 3 es un componente de la matriz extracelular que forma órganos y la piel; da firmeza y elasticidad tanto a la piel como a los vasos sanguíneos.

En el colágeno se encuentran los siguientes aminoácidos:

- **Prolina.** Es esencial para facilitar la digestión y sellar el intestino. Ayuda a tener uñas, pelo y piel mucho más saludables. Apoya la salud cardiovascular, ya que repara las arterias.
- **Glutamina.** Ayuda a la salud muscular durante y después del ejercicio, reduce la fatiga muscular y apoya la salud gastrointestinal,

el sistema inmune y los niveles de energía. También juega un papel importante en la síntesis del glutatión, el antioxidante más poderoso del cuerpo.

- **Glicina.** Un tercio de la proteína que se encuentra en el colágeno, forma tejido muscular convirtiendo glucosa en energía que alimenta las células musculares. Promueve una buena desintoxicación y ayuda a un sueño reparador.
- **Arginina.** Se convierte en óxido nítrico, el cual es un gran vasodilatador y mejora la circulación. También ayuda a formar otros aminoácidos para la reparación tisular, acelera el metabolismo y, en el caso de los niños, puede ayudarlos en su crecimiento.

La glicación se roba nuestro colágeno y es responsable del envejecimiento

El desequilibrio de nuestra alimentación, la exposición al sol, el estrés, cocinar los alimentos a altas temperaturas, así como una ingesta excesiva de azúcar (glucosa) tienen varias consecuencias nefastas sobre nuestra salud. La glicación (caramelización) y la oxidación son dos de los mecanismos fundamentales del envejecimiento.

La glicación es una reacción química en la cual los azúcares se combinan con aminoácidos, dañando la matriz de los tejidos y contribuyendo al desarrollo y progresión de enfermedades. Sucede todavía más en el caso de padecer diabetes: la glicación es la principal responsable de numerosas complicaciones de esta enfermedad, que se desarrollan en órganos como los riñones, los ojos y el corazón. La glicación y la oxidación participan en la aparición de varias enfermedades (arteriosclerosis, insuficiencia renal, retinopatía diabética y cataratas) y son marcadores selectivos del envejecimiento. Son altamente peligrosas para el organismo, porque nuestras células no pueden destruir las proteínas glicadas. Poco a poco, estas sustancias almacenadas provocan una disfunción del metabolismo de la célula y acaban matándola.

Las proteínas estructurales, como el colágeno y la elastina, se encuentran en la fibra del tejido conectivo de la piel y le dan resistencia y elasticidad. Es lo que le da a la piel esa apariencia rejuvenecida y completa que se suele asociar con un cutis joven y saludable. Ambos constituyen el verdadero armazón de la piel, tienen un tiempo de recambio lento y por eso acumulan muchos AGE (siglas en inglés para *Advanced Glycation End Products*), los cuales producen en las proteínas una especie de caramelización.

La oxidación resultante de varios procesos genera radicales libres, los cuales ocasionan un daño celular que también acelera el envejecimiento. Nuestras mayores defensas producen antioxidantes que el cuerpo usa para neutralizar el daño de los radicales libres, como el superóxido dismutasa (SOD) o los antioxidantes no enzimáticos (glutatión y vitaminas A, C y E).

El caldo de hueso

El caldo de hueso es considerado uno de los más antiguos y nutritivos alimentos del planeta. Es un elíxir preparado con huesos animales. No solo aporta nutrimentos, sino que es versátil y va con todo. A veces con escuchar la base de este caldo muchos prefieren no consumirlo, sin pensar en los grandes beneficios y el impacto que tiene en nuestra salud. Este caldo es el indicado si estás buscando obtener más aminoácidos, colágeno, grenetina y minerales. Se ha utilizado desde hace miles de años, por ejemplo, en los famosos fondos de la comida francesa, cuando nos enfermábamos nuestra mamá nos daba caldito de pollo, y los grandes chefs lo han usado para enriquecer sus platillos.

Estos son los nutrientes que el caldo de hueso proporciona a tu cuerpo:

- **Glicosaminoglicanos.** Son los encargados de mantener y apoyar el colágeno y la elastina que se encuentran entre los huesos y

91

algunas fibras. También ayudan a la salud gastrointestinal restaurando el revestimiento intestinal (cuyo mal funcionamiento es la causa principal de la deficiencia de nutrientes). Algunos glicosaminoglicanos encontrados en los huesos son:

* **Glucosamina.** Existen dos tipos: sulfato y clorhidrato. Ambos ayudan a mantener la integridad de los cartílagos. Algunos estudios demuestran que el cartílago va deteriorándose conforme envejecemos, por lo que se recomienda suplementar de alguna forma. Una forma económica y fácil de obtenerlo es tomando caldo de hueso; es una forma accesible de ayudar a la salud y a la flexibilidad de las articulaciones.
* **Ácido hialurónico.** Se encuentra en tejidos conectivos, epiteliales (piel) y neurales. Este ácido ayuda a la piel y se puede usar para un envejecimiento saludable, para la firmeza de la piel y el rejuvenecimiento.
* **Condroitina.** Se encuentra en el cartílago dentro de las articulaciones de todos los animales. Se usa para ayudar a la salud y al confort de las articulaciones. Es mucho más efectiva si se combina con glucosamina.
* **Minerales y electrolitos.** Se pueden obtener los minerales esenciales de fácil absorción. Los electrolitos encontrados en el caldo de hueso incluyen calcio, magnesio y potasio, los cuales mejoran la circulación, la densidad ósea, la señalización nerviosa, la salud cardiovascular y la salud digestiva. El mineral más abundante en el caldo es el fósforo. Si agregas sodio en forma de sal de mar, tu caldo tendrá un equilibrio ideal de sodio-potasio, lo cual beneficiará tu salud y eficiencia celular.
* **Colágeno.**

Recetas de caldos de hueso

Por lo general los huesos se meten en una charola al horno a que doren y después se dejan hervir entre 24 y 48 horas; luego se mezclan con verduras, hierbas y especias, y se agrega algún líquido ácido, como vinagre de manzana orgánico, para liberar algunos minerales. Los huesos más utilizados son de res, ternera, cordero, pollo, pavo, pato y pescado. El objetivo es calentarlos a fuego muy bajo por mucho tiempo para poder aprovechar al máximo todos sus nutrientes.

Hablemos de la calidad de los huesos que debes usar. Lo más importante de este caldo es que los productos sean lo más orgánicos que se pueda. Es preferible comprar huesos de animales alimentados con pasto o de libre pastoreo (*grass fed*). Pregunta por estos en las carnicerías cercanas o en el supermercado donde ya existen marcas orgánicas.

- **De res.** Es el más rico en nutrientes y el de mejor sabor. Tiene un alto contenido de colágeno. Se cocina medio kilo de huesos, como tuétano, rodilla o mano de res, más tres varas de apio, una a dos zanahorias, una cebolla, 10 tazas de agua (dos litros y medio), y tú decides si le agregas cilantro, perejil, pimienta gorda y una cucharada de vinagre de manzana.
- **De pollo o pavo.** El caldo de pollo es el más famoso y el más consumido y su sabor no tiene comparación. Para este caldo se utilizan las patas, el huacal, los huesos de la rabadilla y la piel, los cuales son altos en ácidos grasos y colágeno. Agrega medio kilo de huesos, tres varas de apio, una a dos zanahorias, una cebolla, 10 tazas de agua (dos litros y medio), una rama de perejil, una de cilantro y una de hierbabuena, así como una cucharada de vinagre de manzana.
- **De pescado.** Este caldo es el más utilizado en Asia. Es muy ligero, ya que los huesos son más pequeños. Es una gran fuente de yodo, calcio, aminoácidos y grasas buenas. Si no comes carne roja o

pollo esta es la mejor alternativa. Este no debe hervirse por más de 45 minutos, ya que puede desprender cianuro y ser tóxico. Ingredientes: medio kilo de huesos de cola, cabeza y espinazo, tres varas de apio, una a dos zanahorias, una cebolla, 10 tazas de agua (dos litros y medio); tú decides si le agregas cilantro, perejil, pimienta gorda y una cucharada de vinagre de manzana.

> √ ¡Hornea primero los huesos para darle más sabor al caldo!

Seis razones para consumir el caldo de hueso o *bone broth* todos los días

1. Protege las articulaciones, pues conforme envejecemos nuestros ligamentos, articulaciones y tendones van perdiendo flexibilidad; consumir *bone broth* todos los días nos rejuvenece por dentro.
2. Es muy benéfico para tu intestino, pues ayuda a restaurar la fuerza de la pared intestinal y combate las sensibilidades de alimentos. Promueve el crecimiento de probióticos y restituye tu microbiota.
3. Mantiene la salud de tu piel: la textura, apariencia y tonicidad no serán las mismas después de incluir este caldo en tu dieta. La celulitis también disminuirá.
4. Fortalece el sistema inmune: cuando lo consumimos, la salud intestinal comienza a mejorar, y 70% de nuestro sistema inmune comienza ahí, por lo que puede llevar a cabo mejor todas sus funciones. Al contener colágeno y aminoácidos, como prolina, glutamina y arginina, la integridad del intestino mejora.
5. Aumenta la desintoxicación. Todos estamos expuestos a tóxicos, pesticidas, químicos e ingredientes artificiales. Cuando la salud intestinal comienza a mejorar, la habilidad del hígado

para remover todos los tóxicos de nuestro cuerpo aumenta. También mantiene la salud de los tejidos y mejora el uso de antioxidantes. El caldo contiene potasio y glicina, que también contribuyen a la desintoxicación.

6. Ayuda al metabolismo y promueve el anabolismo, que es una forma de obtener glutatión, un antioxidante muy poderoso. Construye y repara tejido muscular, mantiene la densidad ósea, aumenta la absorción nutricional. La glicina encontrada en el caldo disminuye la pérdida de músculo y detiene el envejecimiento. La glutamina ayuda a mantener los niveles de energía. La arginina mantiene la masa muscular y promueve la cicatrización.

Cuida tus articulaciones, tu piel y tu pelo

Las consultas que más recibo tienen que ver con el deterioro de la piel, la caída del pelo y el dolor articular. Sabemos que nuestro estilo de vida tiene un impacto muy importante en la prevención y en el tratamiento de estos problemas.

El dolor articular es muy común. Afecta diferentes zonas del cuerpo como las manos, los pies, las muñecas o las rodillas. Causa dolor, hinchazón y rigidez, que van de levemente molestos a ser completamente debilitantes. El envejecimiento es un factor usual de este padecimiento, ya que los tejidos flexibles en el cuerpo pierden elasticidad, lo que ocasiona flacidez y arrugas en la piel, rigidez de los músculos y dolor en las articulaciones. Otro factor muy importante es la inflamación crónica que, como se mencionó en el capítulo 1, desencadena daño musculoesquelético.

Primero te sugiero seguir una dieta mediterránea como la que este libro recomienda. El tipo de grasas que consumes juegan un papel importante en el estado de inflamación del cuerpo. También se ha visto que un alto índice glicémico aumenta la inflamación, ya que los niveles de azúcar muy altos en la sangre provocan la liberación de sustancias inflamatorias. Para saber cómo solucionar este estado, te sugiero volver a leer el capítulo sobre la inflamación.

Es importante retardar el envejecimiento y darle un cuidado especial a nuestras articulaciones.

Pasos para elegir un buen suplemento

1. Investiga que el laboratorio que los produce tenga una buena reputación y siga las GMP o buenas prácticas de manufactura. Las políticas de satisfacción del cliente deben plantear la garantía de devolverle el dinero si no está satisfecho con el producto.

2. Verifica que el laboratorio tenga buenas prácticas de etiquetado y enliste y describa cada uno de los ingredientes que contiene y su dosis, así como los ingredientes activos e inactivos. Revisa que también se enlisten con claridad los alergénicos potenciales, las precauciones y las contraindicaciones. Muchas veces las etiquetas son confusas y no declaran ciertos ingredientes o solo indican que la fórmula es una mezcla de hierbas, sin especificar su variedad y sin cumplir con las dosis adecuadas.

3. Asegúrate de que los ingredientes inactivos sean de buena calidad, que no contengan colorantes ni saborizantes artificiales, endulcorantes ni endulzantes, aditivos peligrosos, trigo, lactosa, ácido esteárico ni aceites hidrogenados.

4. Detecta ingredientes indeseables, en excipientes o en la capa de las tabletas, hechos de dióxido de titano, sucralosa, metales pesados como plomo y mercurio, dioxinas y PBC bifenoles policlorinados, sobre todo en productos baratos o en suplementos de omegas de mala calidad.

5. Por último, contempla que un suplemento no debe ser ni muy caro ni muy barato para ser de buena calidad y efectivo. Es más importante que contenga la forma activa de la sustancia, ya convertida, en lugar de dejar al azar que tu cuerpo la convierta (como el ubiquinol en vez de la ubiquinona, o el ácido fólico, en cuyo caso es mejor invertir en el metiltetrafolato). Recuerda que muchos suplementos son liposolubles y se absorben al consumirlos con grasa, como la cúrcuma, el ubiquinol y las vitaminas A, E, K y D.

Estos son los mejores suplementos para mantener tus articulaciones saludables:

Colágeno. Es el responsable de la firmeza y aspecto saludable de nuestra piel. Busca que venga de ganado de libre pastoreo y que no haya sido alimentado con granos transgénicos. Compra un buen colágeno en polvo que contenga los aminoácidos esenciales o el que viene en cápsulas y que esté diluido en aceite para mejorar su absorción natural. Con la edad disminuye la producción de colágeno, lo cual causa flacidez y arrugas a lo largo de nuestro cuerpo, es entonces cuando podemos recurrir a un suplemento. Pero tomar colágeno brinda otros beneficios como uñas fuertes, crecimiento de cabello sano, alivio del dolor en articulaciones, piel sana, firme y radiante, y es fundamental para cicatrizar heridas y reparar tejidos dañados.

El colágeno puede consumirse en pastillas o en polvo; este último puedes incluirlo en tus licuados o jugos verdes diariamente, y empezarás a notar la diferencia. Si eres vegano puedes consumir un suplemento del mineral silica, llamado BioSil, rico en ácido hialurónico, excelente para piel, arrugas, pelo, huesos y articulaciones.

Consumir alimentos ricos en vitamina C puede ayudarte a mejorar el colágeno de manera natural. Esta la puedes encontrar en alimentos como fresas, kiwis, naranjas, limones, mandarinas, toronjas y guayabas, o de ser necesario puedes tomar un suplemento de vitamina C en polvo (nuestro cuerpo la aprovecha mejor así). Aumenta el consumo diario de frutas y verduras frescas, ya que por su gran cantidad de antioxidantes, vitaminas y minerales nos ayudan a que el colágeno se pueda producir. De igual forma que alimentos ricos en azufre, como cebolla, ajo, col, coliflor y brócoli. Agrega un suplemento de colágeno diariamente a tus licuados, café, té o jugos verdes, y no te olvides de consumir el famoso caldo de hueso.

Metilsulfonilmetano (MSM). Es conocido por sus enormes beneficios para las articulaciones, por ser un potente antioxidante y antiinflamatorio, y por ayudar a eliminar los metales pesados y desintoxicar el organismo. Es una forma natural de azufre orgánico que proporciona algunos de los bloques de construcción de colágeno.

Dosis: *se recomienda un suplemento de 500 mg a 1 g al día en polvo o cápsula.*

Contraindicaciones: *puede provocar trastornos estomacales como diarrea, náusea o dolor de cabeza.*

Cartílago hidrolizado. Ayuda a construir y dar mantenimiento al cartílago. Busca uno que contenga glucosamina, MSM y pepinos de mar, además del cartílago hidrolizado, para la construcción y reparación de cartílago.

Dosis: *500 mg a 1 g al día.*

Contraindicaciones: *no tiene contraindicaciones importantes.*

Suplemento a base de glucosamina y condroitina. Ambas son sustancias presentes en el cartílago que ayudan a mantener su elasticidad, lubricando las articulaciones. La glucosamina es un amino-azúcar, un componente estructural esencial de los glicosaminoglicanos, moléculas que ayudan a nutrir el cartílago y tejido conectivo. El pepino de mar es una fuente natural de condroitina.

Dosis: *500 mg a 1 g diarios.*

Contraindicaciones: *la glucosamina se obtiene de los mariscos.*

Omega 3 o, mejor aún, omega krill. Este último viene en una combinación de omega 3 y astaxantina. La combinación de ambos es un suplemento excelente, ya que alivia dolores por su potente efecto antiinflamatorio y antioxidante.

Dosis: *1 a 3 g diarios.*

Contraindicaciones: *si eres alérgico al pescado, consume de una fuente de alga.*

Vitamina D. Cada vez hay más evidencia de sus beneficios para la salud: interviene en procesos del sistema inmunológico y en la prevención y tratamiento de enfermedades como artritis reumatoide y esclerosis múltiple. Mide tus niveles de esta vitamina en la sangre para alcanzar un nivel terapéutico de 50 a 80 ng/ml.

Dosis: *Toma un suplemento de 2 000 a 5 000 UI por las mañanas.*

Contraindicaciones: *trastornos digestivos como náusea y vómito; mide tus niveles en la sangre para no exceder la dosis.*

Ácido hialurónico. Apoya la amortiguación en las articulaciones e hidrata la piel desde dentro hacia fuera. El ácido hialurónico (AH) desempeña un papel integral en el mantenimiento y la regulación de la humedad en todos los tejidos del cuerpo. Esta sustancia facilita el transporte de nutrimentos a las células y la eliminación de los residuos metabólicos. Facilita también la flexión de las articulaciones, especialmente de las rodillas y los dedos, por el restablecimiento de la amortiguación. Es bueno para los hombres y las mujeres en sus 30 y 40 años, que están empezando a sentir los primeros signos de envejecimiento. Las mayores concentraciones se encuentran en la matriz extracelular de la piel y el líquido sinovial que baña y amortigua articulaciones y cartílagos.

Dosis: *100 mg todos los días.*

Contraindicaciones: *no se recomienda en personas con sensibilidad a la carne o alergia a la carne o a huevos de aves de corral.*

Lisina. Es un aminoácido esencial necesario para el crecimiento y para mantener los niveles de nitrógeno balanceados en el cuerpo. Ayuda a prevenir la glicosilación (la combinación de azúcar con proteínas debido a niveles altos de glucosa en sangre). Este aminoácido ayuda a que conservemos y absorbamos el calcio. Tiene varias funciones en el cuerpo, ya que se convierte en varias proteínas que se utilizan como el organismo las vaya necesitando. La mayoría de las personas, incluyendo a los vegetarianos, consumen este aminoácido en cantidades adecuadas en su dieta. Sin embargo, todos aquellos que consumen grandes cantidades de granos y pocas cantidades de legumbres pueden presentar una deficiencia de lisina. En los atletas que tienen una actividad física superior, la lisina trabaja junto con otros aminoácidos para mantener el crecimiento, la masa magra y las reservas de nitrógeno en el cuerpo.

Dosis: *500 a 1 600 mg diarios.*

Contraindicaciones: *no se debe tomar más de seis meses porque puede causar deficiencia de arginina. No se recomienda que tomen suplementos con lisina personas con diabetes o alergias al huevo, leche o trigo.*

Cúrcuma. La cúrcuma proviene de la planta *Curcuma longa*, que ha sido usada en la India como una especia desde hace siglos para darle sabor a platillos y alimentos. Poco a poco fueron descubriéndose sus grandes propiedades medicinales, por lo que su uso se ha popularizado alrededor de todo el mundo.

El ingrediente activo principal de la cúrcuma es la curcumina, lo que hace que sea considerado un superalimento y hasta un fitomedicamento en el tratamiento contra varios tipos de cáncer, ya que evita que las células cancerosas invadan y se expandan por el organismo; además, activa las proteínas clave responsables para el bloqueo natural y la supresión de formación de tumores. Es un poderoso antiinflamatorio que ayuda a la salud osteoarticular. Ayuda a retrasar el envejecimiento y prevenir el deterioro de las células. Se puede consumir cúrcuma sim plemente como especia para los alimentos, tomar extracto de cúrcuma en forma de pastillas o ingerir extracto de cúrcuma líquido altamente concentrado, siempre combinado con grasa, ya que es liposoluble y así mejora su absorción, y con bioperina presente en la pimienta.

Dosis: *400 a 600 mg diarios. Escoger una fórmula que incluya piperina o bioperina.*

Contraindicaciones: *puede causar diarrea, náusea o dolor estomacal. No se recomienda en mujeres embarazadas o en etapa de lactancia, en pacientes con cálculos renales, personas que tomen medicamentos anticoagulantes, medicamentos hipoglucemiantes, inmunosupresores o antiácidos. Se recomienda descontinuar los suplementos con cúrcuma dos semanas previas a cualquier cirugía.*

LICUADO DE CÚRCUMA PARA FORTALECER LAS ARTICULACIONES

½ taza de leche de almendra o de coco

1 cucharada de ashwagandha (raíz antiinflamatoria, antioxidante que ayuda al sistema inmune)

1 cucharada de cúrcuma en polvo con bioperina o pimienta negra para mejorar su absorción (raíz con múltiples beneficios: potente antiinflamatorio, anticancerígeno, antioxidante)

⅓ taza de moras azules

1 cucharadita de chía

1 cucharada de linaza molida o de aceite de linaza

1 cucharada de aceite de coco orgánico

1 medida de colágeno hidrolizado en polvo

¡Licúa todo y disfruta!

Capítulo 5

Vitaminas y minerales que nos dan vida

*Existen muchas razones por las que hoy en día no logramos
conseguir todos los nutrientes de nuestros alimentos. Los suelos
carecen de minerales importantes como zinc y magnesio.*

PAMELA W. SMITH
Vitamins, Minerals, Herbs and More

Vitaminas

Las vitaminas son moléculas orgánicas imprescindibles para los seres
vivos en forma de micronutrientes. Al ingerirlas en la dieta de forma
equilibrada y en dosis esenciales promueven el correcto funcionamiento fisiológico y del metabolismo. La mayoría de las vitaminas esenciales no pueden ser sintetizadas por el organismo, por lo que este es
incapaz de obtenerlas más que de manera externa a través de la ingesta
equilibrada de alimentos naturales que las contengan. Las vitaminas
son nutrientes que, junto con otros elementos nutricionales, actúan
como catalizadoras de todos los procesos fisiológicos directa e indirec-
tamente. Existen 13 vitaminas esenciales necesarias para que el cuerpo
funcione apropiadamente: vitamina A, C, D, E, K, B1, B2, B3, B6, B12,
folato (ácido fólico y B9), ácido pantoténico (B5) y biotina (B7 y B8).

El estado nutricional de la vitamina D ha cobrado importancia en
los últimos años debido a que su deficiencia es altamente prevalente, y

además por sus conocidos efectos en el metabolismo óseo, su participación en la diferenciación y proliferación celular, su función muscular y en el equilibrio, entre otros. Se relaciona con un débil sistema inmunológico, depresión estacional y procesos inflamatorios. Cada vez vemos más estudios que hablan de la importancia de suplementarnos con vitamina D3.

El sol y la vitamina D3

La vitamina D es esencial por sus propiedades antiinflamatorias (recuerda que esto es lo más importante) y porque fortalece el sistema inmunológico, lo cual nos ayuda a prevenir:

- **Enfermedades crónicas y diferentes tipos de cáncer.** Tiene efectos sobre la secreción de insulina, por lo que reduce el riesgo de diabetes. Las personas con sobrepeso y obesidad pueden presentar niveles bajos de esta vitamina.
- **Enfermedades cardiovasculares.** Disminuye el riesgo de hipertensión, y una vez que se tiene la enfermedad, ayuda a prevenir ataques cardiacos, embolias y la acumulación de placas de grasa en arterias.
- **Enfermedades autoinmunes.** Previene o mejora la sintomatología causada por la artritis reumatoide, lupus, esclerosis múltiple, tiroiditis de Hashimoto y fibromialgia.
- **Infecciones como gripes, resfriados, alergias, influenza.** Ya que ayuda al sistema de defensa de nuestro cuerpo a atacar y destruir bacterias y virus.
- **Enfermedades gastrointestinales e inflamatorias intestinales**, como la enfermedad de Crohn y la colitis ulcerativa.
- **Enfermedades de los huesos, como la osteopenia o la osteoporosis.** También previene las calcificaciones inapropiadas en arterias, venas y riñones. La vitamina D, junto con la vitamina K2,

moviliza el calcio a huesos y dientes. Por cada 1000 UI de vitamina D suplementada, se deben tomar 100 microgramos de vitamina K2.

- **Trastornos cerebrales:** depresión, demencia, alzhéimer.
- **Resistencia a la insulina y diabetes mellitus tipo 2.**

Los alimentos con grandes cantidades de vitamina D son pescado (en especial sardinas, salmón y atún), huevo, ostiones, hongos, setas, semillas de girasol y cereales fortificados.

Los pediatras siempre recomiendan a los recién nacidos baños de sol porque la deficiencia de vitamina D3 (forma activa de esta vitamina) es muy común, y no solo en la población mexicana, sino a nivel mundial. La exposición a la naturaleza y a la luz solar ha sido una parte integral de la vida humana desde el comienzo de nuestra existencia. Es relativamente nuevo que podamos pasar días, incluso semanas, sin respirar aire fresco y sin exponernos al sol. Existe amplia evidencia de que el tiempo al aire libre tiene efectos positivos sobre la función inmunológica, los factores de riesgo cardiovascular y la salud mental.

La exposición al sol es crucial, pues a partir de ello los cuerpos producen vitamina D, que desempeña un papel fundamental en la salud (la vitamina D controla la expresión de más de 200 genes y proteínas). Las funciones de la vitamina D en nuestro cuerpo incluyen el metabolismo de los minerales (en especial la absorción de calcio), el fortalecimiento de las defensas y la regulación de la inflamación. Además, las células de la piel y los ojos afectan directamente la región hipofisaria y la región hipotalámica del cerebro cuando son estimuladas por la luz azul del sol. Como resultado, la exposición a la luz del sol a lo largo del día es vital para regular nuestro ritmo circadiano y mejorar la calidad del sueño.

Se tiene la creencia de que mantenerse bajo el sol y consumir alimentos fortificados con vitamina D brinda las cantidades de esta vitamina que el cuerpo necesita, aunque esto no es del todo cierto. La realidad es que necesitarías enormes cantidades de estos alimentos y actualmente exponerte mucho tiempo al sol no es lo más saludable.

necesitarías de 15 a 20 minutos de sol para que se active la vitamina D en tu organismo.

Por lo tanto, es necesaria la suplementación. Los rangos óptimos de esta vitamina en la sangre son mayores a 30 ng/ml, y los ideales para prevenir cualquier enfermedad van de 50 a 80 ng/ml. La suplementación diaria es una forma segura y muy práctica de llenarnos de esta vitamina. Toma una cápsula o gotas que contengan entre 2000 y 5000 UI de vitamina D3 con la cena. Lo ideal es medir primero tus niveles en la sangre para saber qué dosis es la que realmente necesitas.

Con la edad y la falta de esta vitamina, las mujeres (y algunos hombres también) empiezan a padecer osteoporosis, un trastorno que hace tan frágil los huesos que puede llegar a generar fracturas.

Minerales

Los minerales son elementos naturales no orgánicos que representan entre 4% y 5% del peso corporal del organismo, y están clasificados en macrominerales y oligoelementos. El ser humano los necesita para mantener el buen funcionamiento del cuerpo y garantizar, entre otras cosas, la formación de los huesos, la regulación del ritmo cardiaco y la producción de las hormonas.

La importancia de los minerales en nuestra salud

Hoy en día, si uno quiere comer algo realmente sano y nutritivo, tiene que adquirir comida fresca, de preferencia orgánica, o hasta cultivar sus propios alimentos. La comida procesada ha facilitado las formas de cocinar y nos ha ahorrado mucho tiempo, pero, desgraciadamente, el precio a pagar es muy elevado, ya que con esto ha aumentado la aparición de enfermedades crónico-degenerativas, como artritis, infartos, fatiga crónica, esclerosis múltiple, fibromialgia, obesidad, déficit de atención con hiperactividad, desórdenes bipolares, osteoporosis, depresión y cáncer, entre otras.

Linus Pauling, ganador del Premio Nobel en dos ocasiones, decía que se puede monitorear cada enfermedad, cada desorden del cuerpo y cada deficiencia de cada mineral. La base para una vida saludable recae en los minerales.

El cuerpo humano tiene una inteligencia innata; él sabe qué es lo que necesitas y cuáles son las opciones, por eso te dice qué alimentos debes consumir en determinado momento. Muchas personas son escépticas a este principio, pero gracias a que nuestros antepasados escuchaban su cuerpo fue que lograron sobrevivir. Recuerda que cada emoción consume un mineral. Las radiaciones electromagnéticas, como el wifi, consumen nuestros minerales, así como el estrés, la contaminación, los alimentos procesados, una dieta alta en azúcar y, sobre todo, la intoxicación de metales pesados; todos estos factores desplazan minerales de nuestras células y dan pie a deficiencias importantes que repercuten en nuestra salud.

Funciones de los minerales

- **Potasio.** Es esencial para la regulación de la presión sanguínea y para mantener un pH y un crecimiento celular adecuados.
- **Zinc.** Es esencial para el crecimiento y desarrollo, para la función del sistema inmune, y es un componente muy importante en el sistema antioxidante del cuerpo que ayuda a prevenir cáncer y muchas otras enfermedades. Ayuda a evitar la pérdida auditiva y del sentido del gusto. Es un regulador hormonal que participa en el balance de la testosterona y de los estrógenos. Asiste a la absorción intestinal, interviene en la producción de dopamina y mejora el TDA, la depresión y la fatiga crónica.
- **Magnesio.** Es esencial para la producción de ATP (adenosín trifosfato o trifosfato de adenosina), la molécula portadora de la energía

primaria para todas las formas de vida. Todas las bacterias, levaduras, mohos, algas, vegetales y células animales contienen ATP. Fomenta la relajación de los músculos y sirve para las transmisiones de las señales nerviosas. Ayuda a dormir profundamente, disminuye los síntomas de la fibromialgia, el síndrome de piernas cansadas, los dolores de cabeza y las migrañas. El magnesio lo puedes incluir en tu dieta o consumirlo como suplemento en polvo, cápsulas o gotas. El cacao es una fuente rica en magnesio. Existen más de 10 tipos de magnesio y cada uno cumple una función distinta en nuestro cuerpo.

- **Cobre.** Es un antioxidante esencial para el transporte de hierro en el cuerpo, la estabilidad del colágeno, la producción de neurotransmisores y de melanina.
- **Cromo.** Es un componente esencial en el factor de tolerancia de glucosa que potencia la función de la insulina. Ayuda a eliminar las ansias por carbohidratos.
- **Manganeso.** Es esencial para la formación de tejido conectivo, para el crecimiento de los huesos, para la reproducción y para el metabolismo de carbohidratos y lípidos. Ayuda a quelar o eliminar el exceso de metales pesados como el hierro.
- **Molibdeno.** Es esencial para el proceso de desintoxicación y para la producción de ácido úrico.
- **Selenio.** Es un componente esencial de la enzima glutatión peroxidasa, cuya función es antioxidante, y es fundamental en la producción de las hormonas de la tiroides.
- **Yodo.** Es un componente esencial de la hormona tiroidea que regula todo el metabolismo.

Mi recomendación es que no tomes los minerales en forma individual, ya que algunos compiten entre sí, aunque muchos trabajan mejor juntos, como el zinc y el cobre. Por eso es mejor consumir un suplemento de minerales quelados, que se unen a compuestos como aminoácidos o ácidos orgánicos, y de esta forma aumenta la absorción del mineral por parte del cuerpo todos los días. Si deseas complementar con un extra de magnesio o zinc, no causaría deficiencia, ya que tienes como base los minerales juntos, que son el pilar de la suplementación diaria recomendada.

Existen muchas mujeres con insuficiencia de minerales, y después de cada embarazo quedan con una deficiencia mayor, lo que aumenta el riesgo de padecer osteoporosis, por trastornos en la alimentación, estrés y exceso de ejercicio.

Muchas veces la recuperación de minerales debe ser por vía intravenosa, como cocteles de minerales que ayudan a recuperar la energía, la mineralización ósea y la vitalidad de una forma más rápida y absorbible.

El magnesio, el mineral antiestrés, antiinsomnio y un tanto más

Hace algunos años, vino a verme un hombre saludable de 42 años que se estaba preparando para correr un maratón. En uno de sus entrenamientos, en el kilómetro 11 dejó de correr, empezó a sentir calambres, dolor muscular y fatiga. No pudo continuar y tuvo que abandonar su preparación y desechar su idea de correr un maratón.

Se había inyectado complejo B, había visitado a varios médicos y nadie le ayudaba con su dolor y fatiga muscular. Cada vez era peor el nivel de contracturas musculares, cansancio y calambres, aun cuando ya no hacía ejercicio. Le mandé medir los niveles de magnesio en la sangre y estaban en el límite más bajo. Le receté una cucharada sopera de un suplemento en polvo conocido como Magna-Calm o Magna-Soothe, una combinación de magnesio, aspartato, citrato y glicinato, en agua, todas las noches. A la semana me llamó para decirme que se sentía de maravilla y que los dolores y la fatiga habían disminuido considerablemente.

Muy poca gente está consciente del impacto que tiene el magnesio en el mantenimiento de la salud integral y el bienestar. A mí, por ejemplo, me salvó la vida: me eliminó el estreñimiento, las migrañas y me ayuda a evitar contracturas musculares, tensión, y a dormir profundamente. Este mineral participa en más de 350 diferentes funciones de nuestro cuerpo. Es más importante que el calcio, el potasio o el sodio, puesto que regula a los tres. Millones de personas sufren diariamente de síntomas que se pueden remediar o mejorar considerablemente con un buen suplemento de magnesio.

Importancia del magnesio

- Mineral necesario para llevar a cabo alrededor de 300 reacciones bioquímicas.
- Ayuda a mantener el funcionamiento normal de músculos y nervios, y la relación entre ellos.
- Produce energía y propicia la absorción de vitamina B.
- Ayuda a dormir.
- Disminuye dolores de cabeza, migrañas e inflamación.
- Alivia los síntomas de la fibromialgia.
- Coadyuva en la formación de los huesos, ya que es necesario para la absorción del calcio.
- Alivia los síntomas del síndrome premenstrual.
- Contribuye a reducir las arritmias.
- Disminuye la ansiedad, el nerviosismo y la irritabilidad.
- Evita el envejecimiento prematuro.
- Fortalece el sistema inmunológico.
- Promueve la salud cardiovascular.
- Es un laxante natural.
- Relaja los músculos.
- Ayuda a regular los niveles de glucosa en sangre.
- Es esencial para el funcionamiento del corazón, los riñones, las glándulas suprarrenales, el cerebro y el sistema nervioso.
- Propicia la producción de serotonina.

Los bajos niveles de magnesio pueden interferir con el funcionamiento de todas o alguna de estas actividades. Una vez que el magnesio se agota, docenas de procesos se alteran y muchos de los minerales y nutrientes no pueden llevar a cabo su adecuada función. El cuerpo se desequilibra.

Fatiga y energía

Hace aproximadamente 10 años conocí a una mujer diagnosticada con fibromialgia. Tenía dolor de cuerpo, migraña, se encontraba constantemente inflamada, sufría depresión y fatiga. Había visitado a muchos médicos que le recetaron desde medicamentos antiinflamatorios hasta psiquiátricos. Le ayudaban temporalmente, pero subía de peso y le generaban otras consecuencias a su salud. Yo le mandé ribosa con magnesio, CoQ10 ubiquinol de 200 mg, proteína en polvo Gut Balance con cúrcuma y glutamina para desinflamar, B6 y metilcobalamina sublingual. Le modifiqué su dieta por una paleo antiinflamatoria. Al mes de verla era otro ser humano, sonreía, caminaba diferente, todo su aspecto había cambiado y toda su sintomatología había mejorado. El magnesio juega un papel muy importante en el nivel de energía en general, así como de cada célula en particular. Cuando la cantidad de magnesio es insuficiente, se inhibe la producción de energía y el resultado es fatiga y debilidad.

¿Qué causa el agotamiento de magnesio?

Los factores que causan que las reservas de magnesio se agoten son tensión, consumo de cafeína, azúcar, alcohol, tabaco, todo tipo de drogas, sudor excesivo, mal funcionamiento de la tiroides, diabetes, dolor crónico, ingesta de diuréticos, y una dieta alta en carbohidratos, sodio y calcio.

El magnesio lo puedes incluir en tu dieta o consumir como suplemento. Hay más de 10 tipos de magnesio. Mis preferidos son el glicinato, que ayuda a dormir por la glicina, la cual da calma al cerebro y ayuda a relajar; y el citrato de magnesio, que alivia el estreñimiento. Puedes tomar ambos por la noche juntos.

Capítulo 6

Los alimentos como medicina

Puedes no darte cuenta, pero lo que consumes podría estar corrompiendo tu salud y disminuyendo tu tiempo de vida. Es decir, la comida tiene el poder de sanarte o deteriorarte. Pero ¿cómo saber qué alimentos están dañando tu cuerpo y cuáles están contribuyendo a tu salud y bienestar? Eso es justamente lo que aprenderás aquí. A través de los años he atendido a miles de pacientes que buscan ayuda y han acudido a otras nutriólogas y médicos, han tomado suplementos, herbolaria, hormonas y tratamientos de acupuntura y han recurrido a la medicina alternativa. Sin embargo, muy pocos han restaurado de primera instancia su salud digestiva y presentan sobrecrecimiento bacteriano, cándida, parásitos, intestino permeable con sensibilidades e intolerancias a alimentos que consumen todos los días. ¿De qué sirve tomar suplementos y terapias caras si no los absorben por la calidad de su microbiota? No somos lo que comemos, somos lo que absorbemos, y no comemos para nosotros, sino para nuestras bacterias.

Para la mayoría de nosotros, encontrarnos con alimentos tóxicos es muy fácil, aun para los que ya hemos limpiado nuestra dieta y hemos mejorado nuestros hábitos. Los alimentos procesados, las industrias de ganado y agricultura, los cambios climáticos y la poca información acerca de todos estos factores conspiran para que nuestras elecciones sean pobres, insuficientes y, sobre todo, perjudiciales.

En México nos ha sido muy difícil cambiar los hábitos, buscar elecciones de comida más saludables, sustituir ingredientes en las recetas, hacer ejercicio, romper la asociación de comida-placer, comida-aburrimiento, comida-manejo del estrés y demás emociones y, sobre todo, transformar nuestro estilo de vida y cómo nos relacionamos con los alimentos. Hoy, las consecuencias de todo ello son múltiples, pues vivimos una epidemia mundial de *diabesidad*, término creado por el doctor Mark Hyman (obesidad + diabetes). Cáncer, hipertensión y muchas otras enfermedades son parte de la sociedad debido a nuestra dieta rica en harinas procesadas y al exceso de la famosa "vitamina T": tacos, tamales, tortas, tostadas, tequila y tlacoyos.

Purifica tu agua, *por el doctor Esteban Peiró*

Me llega ahora una tarea difícil y a la vez apasionante. Escribir sobre algo tan simple como es este elemento vital incoloro, inodoro e insípido, que a su vez nos embelesa con su espectacular brillantez, nos ayuda a transportar perfumes y es la fuente principal de los sabores en nuestra alimentación. Es un ejemplo vívido de la naturaleza y sus sabias contradicciones. El agua es un bien tan preciado que constituye la base real de la evolución humana en este planeta.

No solo somos lo que comemos, sino también lo que bebemos, es decir, lo que nos hidrata. Dentro de nuestra compleja y variada composición corporal, el agua es el nutrimento más importante, ya que casi 70% de nuestro cuerpo se compone de ella. De hecho, podemos vivir más tiempo sin comer que sin beber. No se entiende un medio vegetal o animal sin la presencia de una fuente hídrica adecuada.

La importancia del agua radica en que es esencial en numerosos procesos fisiológicos: digestión, reacciones metabólicas, regulación de la temperatura corporal, etcétera. Pero realmente no conocemos su función primordial en el equilibrio de todo el metabolismo humano.

La sed es un síntoma de alarma y de deshidratación prematura, y por este motivo no debemos esperar a sentir sed para tomar líquidos. La boca seca también es síntoma de deshidratación y el instinto de beber se pierde con la deshidratación continua. La deshidratación provoca cansancio, dolor de cabeza, dificultad de concentración y malestar general.

Lo normal es que el agua que ingerimos provenga tanto de las infusiones que tomamos a diario, como de una alimentación rica en frutas, verduras y materias primas frescas, además del agua pura. Por lo tanto, siempre les indico a mis pacientes que, si bien no hay un tope general que delimite cuánto beber, si llegamos a los cuatro litros diarios, nos estamos pasando de lo aconsejable y algo no está yendo bien.

Lo ideal es beber durante todo el día y hacerlo a sorbos pequeños, como si masticáramos el líquido. Es muy importante no beber deprisa, ya que esto puede producir un efecto "arrastre", el cual elimina minerales y hace trabajar el doble a los riñones para deshacerse del líquido extra. También es crucial que el agua no esté demasiado fría, ya que es peligroso el contraste de temperatura. El agua fría puede producir una vasoconstricción (estrechamiento de venas y arterias) y un espasmo en el esófago y en el estómago, además de que nos arriesgamos a tener un problema estomacal y hasta un corte de digestión.

> ✓ Está terminantemente prohibido reciclar las botellas de plástico. El agua no solo puede estropearse, sino que puede estropearte a ti. Numerosos estudios determinan que es posible que se produzca la descomposición de los materiales que conforman la botella y estos son cancerígenos. Utiliza frascos de vidrio o Mason Jars para guardar tus alimentos.

Yo recomiendo a mis pacientes las botellas de vidrio reutilizable para beber agua. El cristal es la mejor alternativa, ya que se trata de un material inerte, que no desprende sustancias nocivas al agua y que siempre se puede reciclar (frente al envase de plástico, material que se degrada y nunca vuelve a tener la misma calidad). Lo mejor es no beber directamente de la botella de cristal (por la flora bacteriana que tenemos en la boca y que puede causar una infección) y mantenerla en el refrigerador. También suelo aconsejarles a mis pacientes beber agua durante la comida, ya que, a nivel digestivo, es mucho mejor que en el bolo alimenticio vaya más líquido.

Por otra parte, es importante seleccionar el tipo de agua que vamos a beber, porque contribuye al aporte de nutrimentos esenciales en la dieta, como los minerales y electrolitos. Hay varios tipos de agua dependiendo de su mineralización. Mediante el residuo seco (RS) se puede conocer la cantidad de minerales que contiene el agua. Si nos fijamos en las etiquetas del agua embotellada, podremos observar de qué tipo de mineralización estamos hablando: si el RS es inferior a 50 mg/l sería muy débil; entre 50 y 500 mg/l sería débil; entre 500 y 1 500 mg/l, media, y superior a 1 500 mg/l hablamos de una mineralización fuerte. El residuo seco indica las sales minerales totales disueltas en un agua mineral natural.

Para garantizar una adecuada hidratación es bueno elegir un agua de alta mineralización que ofrezca una composición idónea de minerales. De esta forma, nos hidratamos sin consumir calorías, lo que nos permitirá rendir más y ayudará a nuestro cuerpo a reponer los minerales perdidos durante el esfuerzo físico diario.

Sorprendentemente, la bebida que mejor nos hidrata es una solución a base de sales minerales (agua con mineralización elevada). Ingerir agua del grifo es lo más cómodo y económico; sin embargo, contiene cloro y metales pesados, por lo cual no es la mejor alternativa para la ingesta diaria continua. Hay equipos de filtrado que eliminan estos productos, como la ósmosis inversa, que deja el agua totalmente pura y libre de contaminantes; pero el problema con este método es que deja el agua desmineralizada y oxidada.

Actualmente existen sistemas de filtrado con precios muy económicos que cumplen con todos los requisitos de calidad y depuran, alcalinizan e ionizan el agua con un coste por litro adaptado a todos los bolsillos.

En resumen, debemos hidratarnos de una forma saludable y hacerlo debe cumplir con estas condiciones: ingerir agua embotellada en cristal, a temperatura media, filtrada y depurada de metales pesados, alcalinizada (añadiendo un poquito de limón) y con una mineralización adecuada (añadiendo un poco de sal del Himalaya). Este es el mejor líquido para que nuestra hidratación celular sea la correcta. Y por supuesto, beberla sin prisas y durante todo el día.

Al fin y al cabo, como dijo W. H. Auden: "Miles de personas han sobrevivido sin amor; ninguna sin agua".

Alimentos orgánicos

Adoptar un estilo de vida orgánico favorece a la salud de los ecosistemas y los organismos que habitan en ellos. El cultivo de alimentos orgánicos excluye el uso de pesticidas, fertilizantes y aditivos. Los agricultores orgánicos utilizan técnicas de cultivo que permiten que las tierras conserven sus nutrimentos y no se vuelvan infértiles, al mismo tiempo que controlan el crecimiento de hierbas y plagas, con lo cual los pesticidas y fertilizantes no son necesarios. Preferir alimentos orgánicos, además de reducir la exposición a pesticidas dañinos para tu salud, también reduce el consumo de alimentos que contienen hormonas, antibióticos y alimentos irradiados.

Los alimentos con sello de aprobación orgánica garantizan que no han sido genéticamente modificados y que tampoco han sido regados con aguas tratadas que después son vertidas a ríos, lagos y mares, y los contaminan. El término "animales orgánicos" (res, pollo, cerdo) se refiere a aquellos que solo han sido alimentados a base de productos orgánicos y a los que nunca se les ha administrado ningún tipo de hormona, antibiótico o cualquier otra sustancia que pudiera implicar algún riesgo a la salud de los consumidores. Por lo tanto, la carne y sus productos derivados están libres de hormonas, antibióticos y radiaciones.

Al provenir de tierras más sanas, los alimentos orgánicos contienen más nutrientes y menos contaminantes. Algunos estudios han mostrado que los alimentos orgánicos tienen más vitaminas y minerales, y no contienen sustancias potencialmente cancerígenas como los nitratos. En un estudio se encontró que los alimentos orgánicos aportan 86% más cromo, 29% más magnesio, 27% más vitamina C, 21% más hierro, 26% más calcio, 42% más manganeso, 498% más yodo y 372% más selenio.

En el año 2003, *The Journal of Agriculture and Food Chemestry* publicó un artículo en el que revelaba que el maíz y las fresas orgánicas presentaban un mayor contenido de antioxidantes anticancerígenos al ser comparados con aquellos provenientes de cosechas no orgánicas. Compuestos protectores, como los flavonoides,* son producidos por las plantas para actuar como sus propios defensores en respuesta a situaciones de estrés, como sería la presencia de insectos o algunas otras plantas con las que tuvieran que competir por los nutrimentos de la tierra, el agua, el sol o la sombra. Este estudio mostró que las plantas al ser tratadas con pesticidas y fertilizantes pierden la capacidad de producir estas defensas naturales.

Te recomiendo incluir en tu alimentación la mayor cantidad posible de alimentos orgánicos y de libre pastoreo.

Recuerda que no solo evitas la exposición a sustancias nocivas para tu salud, sino que también ayudas al mundo a mantener su equilibrio.

La salud empieza en tu células: protégelas

El sistema inmunológico es el encargado de proteger a nuestro cuerpo ante agentes extraños como bacterias, virus, hongos, parásitos, etcétera.

---

* Los flavonoides son un grupo diverso de fitonutrientes (químicos vegetales) que se encuentran en muchas frutas, verduras y especias, en parte son responsables de los intensos colores de las frutas y verduras y hay hasta 6 mil tipos de flavonoides. Se encuentran en frutas, verduras, semillas y flores, así como en la cerveza, el vino, el té verde, el té negro y la soya, los cuales son parte de la dieta humana, y también se usan en forma de suplementos, junto con ciertas vitaminas y minerales.

Mediante una serie de pasos llamados *respuesta inmune*, el sistema inmunológico ataca a los organismos y las sustancias extrañas (gérmenes y microorganismos nocivos) que invaden nuestro cuerpo y causan una gran variedad de enfermedades. Está compuesto de órganos, tejidos, proteínas y células especiales. En la mayoría de los casos, el sistema inmunológico se desempeña con asombrosa eficacia previniendo infecciones y de esta forma nos mantiene saludables. Sin embargo, en algunas ocasiones el sistema inmunológico no funciona de manera adecuada, lo que da lugar a la aparición de enfermedades infecciosas y de otro tipo.

Entre las causas más comunes que condicionan la disminución de nuestras defensas están:

- Estilo de vida inadecuado: alimentación deficiente en vitaminas, minerales y antioxidantes, respiración de aire contaminado, falta de ejercicio, etcétera.
- Estrés.
- Insomnio crónico.
- Agotamiento físico y mental.
- Cambio de clima.
- Enfermedades.
- Consumo de ciertos medicamentos.
- Depresión.

El sistema inmunológico es esencial para estar completamente saludables. Para alcanzar la salud óptima del sistema inmune hay que fortalecer las defensas del cuerpo aumentando el nivel de antioxidantes, vitaminas y minerales, que están contenidos en los alimentos. Los antioxidantes son el escudo protector del cuerpo y ayudan a reparar los daños de las células y a eliminar los radicales libres (tipos de moléculas inestables que se generan durante el metabolismo normal de las células; en ocasiones se acumulan en las células y dañan otras moléculas, como el ADN, los lípidos y las proteínas). Estamos expuestos todos los días a los radicales libres por el simple hecho de respirar, de comer, por la contaminación, el cigarro y otros factores que perjudican tu salud y juegan un rol importante en el envejecimiento, los padecimientos del corazón, y enfermedades como cáncer, párkinson, alzhéimer, entre otras.

Los antioxidantes, vitaminas y minerales son tus mejores aliados para cuidar tu piel, prevenir infartos, retrasar la formación de cataratas, mejorar el colesterol en la sangre y proteger tu cerebro. Además, fortalecen tus células y fomentan su crecimiento, ayudan a tu cuerpo a repararse a sí mismo y hacen que te veas y te sientas más joven.

Los siguientes alimentos antioxidantes protegen las células del cuerpo:

- Ajo, cebolla y poro.
- El chile contiene un poderoso antioxidante conocido como capsaicina. No solo contiene una gran cantidad de vitamina C y betacaroteno, sino que también regula la circulación de la sangre, fortalece el corazón y las arterias.
- Frutos rojos como fresas, frambuesa, cerezas, uvas, arándanos, moras y granada.
- Pimiento verde y rojo.
- Aguacate.
- Jengibre y cúrcuma.
- Té verde y matcha.
- Nueces y almendras.

Consideraciones para aumentar tus defensas y evitar la gripe, enfermedades de las vías respiratorias y alergias

- Come verduras de hoja verde todos los días. Contienen minerales como el hierro y vitaminas como la A, C, K y folatos que tu cuerpo necesita para estar sano.

- ¡Toma un licuado verde diario! Con una cucharadita de polvo de gojis, lúcuma o camu-camu, *superfoods* (superalimentos), ricos en antioxidantes y vitamina C.
- Consume frutas y verduras de temporada. La naturaleza es sabia y nos da los nutrientes que necesitamos. En otoño e invierno consume guayaba, fresas, naranja y kiwi; son muy ricas en vitamina C. Las gojis son unas bayas ricas en vitamina C y antioxidantes; consúmelas en el invierno para prevenir enfermedades.
- Toma un suplemento que contenga vitamina C y bioflavonoides (Green C). Además de aportar estos nutrimentos, contiene antioxidantes como quercetina, alfa-lipoico y semilla de uva, que al combinarse se vuelven aún más poderosos para reforzar al sistema inmunológico. Esta fórmula también fortalece los capilares y previene las várices, la mala circulación y los moretones.
- Los bioflavonoides previenen la inflamación y ayudan a disminuir las alergias ambientales. Se encuentran en el bagazo de los alimentos, en la cáscara de lima, limón y naranja. Prepárate agua de limón o lima con cáscara. El té verde, frutas y verduras de colores fuertes, como el brócoli y las moras, son ricos en estos compuestos.
- Ponte sueros de vitamina C, la reina de los antioxidantes, ya que ayuda a reducir la oxidación de tu cuerpo, neutraliza los radicales libres y mejora tus glóbulos blancos; por eso es vital para el sistema inmune.
- Incluye todos los días quercetina en cápsulas de 500 mg, en caso de alergias respiratorias.
- El ácido alfa-lipoico mejora tu sistema inmune, además de contribuir a la producción de energía y proteger el colágeno que previene arrugas en la piel.

- El zinc es un poderoso antioxidante que ayuda a fortalecer el sistema inmune, mejora los glóbulos blancos, regula las hormonas y previene el cáncer. Lo encuentras en jengibre, yema de huevo, sardinas, almendras y camote.
- El calostro es un suplemento que contiene inmunoglobulinas, las cuales nos ayudan a fortalecer nuestro sistema inmune.
- La hoja del olivo es un suplemento que nos protege contra bacterias y virus, disminuye el herpes y aumenta nuestro sistema inmune.
- Cuida tus niveles de vitamina D. Esta vitamina contribuye a que tengamos un buen sistema inmune y previene la depresión estacional.
- Duerme bien. La falta de sueño baja tus defensas. Además, cuando no duermes y tienes estrés, tu cuerpo consume todo el cortisol para disminuirlo. Cuando el cortisol se agota, ya no te ayuda a desinflamar el cuerpo; por eso, necesitas un nivel balanceado de cortisol, entre 12 y 18 microgramos por decilitro.
- ¡Desintoxícate! La exposición a toxinas ambientales y de alimentos debilita tu sistema inmune.
- Incluye en tu dieta pre y probióticos. Más de 60% de tu sistema inmune depende de una buena microbiota intestinal.
- Toma antioxidantes, suplementos de vitaminas y minerales; el estrés hace que disminuyan estos nutrientes que nos protegen de las enfermedades.
- Evita los lácteos, estos contribuyen a la producción de moco, a las alergias y las gripes. Te recomiendo que hagas una dieta antiinflamatoria. Recuerda que la inflamación es la raíz de todas las enfermedades.
- Toma té verde, matcha, shiitake y equinácea: protegen el sistema inmune.

Antioxidantes

Los antioxidantes son el escudo protector que te ayuda a reparar los daños de tus células y eliminar radicales libres, los cuales perjudican tu salud y juegan un rol importante en el envejecimiento, padecimientos del corazón y enfermedades como cáncer, párkinson y alzhéimer.

Los antioxidantes se encuentran en muchos alimentos, incluyendo frutas y verduras. También se encuentran disponibles como suplementos dietéticos. Ejemplos de antioxidantes: betacarotenos, luteína, zinc, astaxantina, resveratrol, licopeno, selenio, vitaminas A, C, E y glutatión.

Antioxidantes en los alimentos

- **Betacarotenos:** carotenoide en verduras naranjas.
- **Epigalocatequinas:** té verde y matcha.
- **Ácido elágico:** frambuesas y granada.
- **Hesperidina:** cítricos.
- **Licopenos:** sandía, granada, jitomate y toronja.
- **Luteína:** brócoli, calabaza, espinaca, kale y col.
- **Luteolina:** flavonoide que mejora la circulación, presente en pimientos y vegetales verdes.
- **Piperina:** pimienta negra.
- **Quercetina:** frutos rojos, manzana, kale y cebolla morada.
- **Sulforafanos:** verduras crucíferas como el brócoli, coles de Bruselas, coliflor, ajo y cebolla, que ayudan a desintoxicar y evitar ciertos tipos de cáncer.
- **Resveratrol:** uvas, betabel, ciruela morada, moras y cerezas.

Glutatión: el antioxidante por excelencia

El glutatión es considerado como el principal y más importante antioxidante intracelular, está compuesto por L-ácido glutámico, L-cisteína y glicina. Se puede encontrar en diversos alimentos, pero en el cuerpo humano se encuentra presente en todas las células como el principal antioxidante.

Como todo antioxidante, disminuye el estrés oxidativo y la muerte de las células. Se ha visto que retarda el envejecimiento de las células, pero su plus es que también tiene un rol importante en el proceso de desintoxicación.

Por lo tanto, su deficiencia contribuye al estrés oxidativo, lo cual aumenta la patogénesis de muchas enfermedades como kwashiorkor (tipo de desnutrición), ataques epilépticos, alzhéimer, párkinson, enfermedad hepática, fibrosis quística, anemia de células falciformes, VIH, sida, cáncer, ataque cardiaco y derrame cerebrovascular. El glutatión favorece las siguientes funciones:

- Desintoxicación de la membrana celular.
- Reforzamiento del sistema inmune.
- Aumento de la energía y vitalidad.
- Eliminación de metales pesados.
- Protección contra enfermedades crónicas, como párkinson y alzhéimer.

La suplementación con glutatión ayuda a mejorar la cantidad de antioxidantes en cada célula y mantiene la eficacia de todo el sistema del glutatión. Este no se puede absorber intacto en el intestino, pero hay dos maneras de aumentar la carga de glutatión. Una de ellas es por medio de suplementos que intervienen en su síntesis. Te recomiendo el glutatión liposomal, ya que cuando el glutatión se toma por vía oral, se destruye, y de esta forma estamos asegurando su absorción y que cruce la barrera celular, pues contiene grasas (fosfolípidos) que mejoran su transporte a través de la membrana que está formada por grasa. Los precursores para producirlo son:

- **N-Acetilcisteína (NAC).** Principal sintetizador; se consume oralmente y se encarga de la producción del glutatión, de 500 mg a 3 g al día.
- **Ácido alfa-lipoico.** Ayuda a eliminar los radicales libres; es transportado fácilmente al cerebro para prevenir enfermedades neurodegenerativas y también ayuda a regenerar otros antioxidantes como la vitamina C, E y el glutatión. Se recomienda consumir de 50 a 300 mg al día en cápsulas o tabletas.
- **Vitamina C.** Combate la oxidación celular donando electrones a las células. Ayuda a la síntesis de colágeno, el cual es el principal componente de la piel, huesos, tendones y músculos. La dosis recomendada va de 1 a 5 g al día, divididos en varias dosis, en no más de un gramo por toma. Puede tener efecto laxante.
- **Comino negro.** Ya sea en líquido o en cápsula: se ha visto que aumenta los niveles de glutatión, lo que nos protege de radicales libres y disminuye la muerte celular.

Existen cremas y supositorios de glutatión y glutatión líquido en forma liposomal que puede mejorar mucho su absorción.

Además, existen diferentes soluciones intravenosas compuestas de vitaminas y minerales, con vitamina C y glutatión, para fortalecer tu sistema inmunológico, eliminar metales pesados y prevenir o contrarrestar los síntomas de gripe, influenza, enfermedades respiratorias, enfermedad de Lyme y síndrome de fatiga crónica. Su aplicación tiene una duración de entre 40 y 60 minutos aproximadamente.

Capítulo 7

Herramientas esenciales del método de las 3 R

*Sentir un poco de hambre realmente puede hacer más
por el enfermo común que las mejores medicinas
y los mejores médicos.*

MARK TWAIN

El método de las 3 R recoge los fundamentos de la medicina funcional, que empieza por una dieta paleolítica autoinmune para eliminar ciertos alimentos que pueden causar inflamación y lograr la reparación del intestino.

Despues, sigue la dieta de eliminación en la fase de regeneración, cuyo objetivo es, durante dos a cuatro semanas, eliminar la ingesta de todos los alimentos sospechosos de provocar intolerancias o sensibilidades, con el fin de seguir regenerando nuestra microbiota y mejorar la salud intestinal. Por último, en la etapa de resetear aprenderemos a llevar esto como un estilo de vida permanente, rotando los alimentos e incluyendo una gran variedad de ellos para mejorar la biodiversidad de nuestra microbiota.

Dieta paleolítica antiinflamatoria

La dieta paleolítica es un tipo de alimentación que surgió hace más de 12 mil años, cuando los seres humanos estaban diseñados para sobrevivir en la era de piedra, el Paleolítico. No es una dieta moderna, sino todo lo contrario: pretende llevarnos hacia la alimentación de nuestros orígenes, para lo que se supone nuestro cuerpo está preparado.

El concepto empezó con el gastroenterólogo Walter L. Voegtlin, que en 1975 publicó *The Stone Age Diet*.

Esta dieta obtiene 35% del total de sus calorías de la grasa (aguacate, aceite de oliva, aceitunas, semillas), 35% de los carbohidratos (frutas y verduras) y 30% de las proteínas (alimentos de origen animal).

Es una filosofía y un estilo de vida que se fundamenta en la vuelta a los orígenes basada en que el cuerpo humano en su ADN está programado para vivir y comer como un cazador-recolector. Alimentándonos de esta manera es como mejor funciona nuestro cuerpo, mejor responde y más sano va a estar, ya que el tipo de alimentación que nuestros antepasados tenían era completamente alejado de toda la comida preparada y chatarra que nos hemos inventado hoy en día.

El problema cae en que, desde el Paleolítico, la fisiología humana ha evolucionado muy poco en comparación con el desarrollo de la alimentación a la que hoy en día estamos acostumbrados. Esto ha generado un desequilibrio cuerpo-alimentación y es la causa de obesidad, cáncer, diabetes, padecimientos del corazón y enfermedades como párkinson, alzhéimer, depresión, entre otras.

La dieta paleo, como también se la conoce, consiste en comer lo más natural posible, prefiriendo alimentos que se puedan encontrar en su forma "real y natural", sin pasar por procesos de refinación, pesticidas, químicos, conservadores, hormonas, entre otros, tal cual nuestros antepasados los consumían. Principalmente, animales que consumen plantas y pasto, gran cantidad de frutas y verduras, y grasas saludables. Esta dieta elimina las toxinas que llevan años acumulándose en tu grasa, la gran reserva del cuerpo que genera inflamación crónica, inclusive en tu cerebro, que es 60% grasa.

Yo únicamente recomiendo la dieta paleo como una fase introductoria para disminuir la inflamación, pero nunca como un estilo de vida. Y la recomiendo en caso de pacientes con algunas enfermedades como, por ejemplo, las autoinmunes.

En caso de padecer alguna enfermedad autoinmune, te recomiendo seguir mínimo tres meses el protocolo específico mencionado al final del libro, con la modificación de la dieta paleo antiinflamatoria autoinmune que elimina los disparadores de inflamación.

Los riesgos de consumir huevos

- Los huevos son el tercer alimento alergénico más común.
- A 60% de las personas con síndrome de intestino irritable les causa inflamación.
- Si no sales alérgico al huevo en tus estudios de sensibilidad de alimentos midiendo IgG Ab, lo mejor es dejarlo de consumir unos 100 días y después introducirlo para ver si tu sensibilidad se refleja en síntomas y no en estudios. Después de la pausa en su ingesta, come solo la yema y observa si hay algún malestar o síntoma en las primeras 72 horas, luego incluye la clara. Si no hay síntomas, puedes regresar el huevo a tu dieta; si hay síntomas, retíralo.
- **Beneficios:** cuando se trata de una proteína de libre pastoreo, *grass fed*, es alto en omega DHA, colina, biotina, luteína, vitaminas A, D, K2, B3, B6, B9 y B12 (todos los beneficios están en la yema, la clara no tiene nada y es lo que puede provocar sensibilidad).
- **Riesgos:** es un alimento alergénico, 60% de las personas con enfermedad inflamatoria intestinal tienen IgG Ab al huevo y 13% con alergias estacionales también tienen IgG Ab a este alimento, que causa esofagitis eosinofílica.

Los riesgos de consumir lácteos

- La mayoría de los pacientes con enfermedades autoinmunes tienen un intestino permeable, el cual se ve comprometido ante las partículas de caseína, que pueden absorberse y activar un proceso inflamatorio.
- Los productos lácteos contienen butirofilina, un compuesto similar a la mielina que se encuentra en las células nerviosas. Puede actuar como imitador, así que las células inmunes se preparan para el ataque y crean anticuerpos en algún tejido o directamente en la mielina, lo que podría derivar en esclerosis múltiple.
- Los lácteos son potentes alérgenos, cuya sustancia activa es el péptido B-casomorfina-7, que influye en el sistema nervioso digestivo y en el inmune por medio de los receptores de opioides.
- Estimula los factores de crecimiento que, en los infantes es bueno, pero pasando la adolescencia no lo son, ya que pueden ocasionar obesidad, inflamación e incrementar la prolactina, enviando señales equivocadas a la hipófisis.

Los riesgos de consumir gluten

- El gluten se degrada en gluten exorfinas (producidas por la digestión de gluten y caseína), que generan adicción y por eso es más difícil dejarlas.
- La proteína gliadina que contiene el gluten tiene un efecto de reactividad cruzada que confunde al sistema inmune y desencadena la producción de anticuerpos. Estos mismos anticuerpos pueden reconocer proteínas en otros alimentos y tejidos, y los atacan, desencadenando una respuesta autoinmume.
- Muchas personas pueden tener genes DQ2 y DQ8 alterados, lo que las pone en riesgo para desarrollar sensibilidad al gluten.
- Aunque no sientas inflamación intestinal al comerlo, puede haber una inflamación celular que esté generando anticuerpos.

Los riesgos de consumir semillas

- Hay que limitar y remojar las leguminosas, nueces y semillas porque tienen alto contenido de lectinas y fitatos, que actúan como antinutrientes, lo cual causa inflamación y activa una respuesta inmune acelerada.
- Al remojarlos, estos granos pierden estos dos antinutrientes, por lo que se pueden incluir unas dos veces por semana para tener más variedad en la dieta.

✓ Te recomiendo siempre empezar con la dieta de la Fase 1: Reparación por ser alta en fibra, rica en alimentos antiinflamatorios y baja en azúcares, hidratos de carbono refinados y grasas saturadas. Más adelante hablaremos ampliamente al respecto.

✓ Si tienes alguna enfermedad autoinmune, problemas digestivos como sobrecrecimiento bacteriano y síndrome de colon irritable, te recomiendo quedarte en esta fase de uno a tres meses para extinguir la inflamación, sanar tu microbiota y así lograr mejores resultados.

¿Por qué eliminar granos saludables?

Los granos y las leguminosas contienen un antioxidante llamado ácido fítico, que se encuentra en la parte externa de las semillas y que funciona como un antinutriente, ya que tiene la capacidad de unirse a ciertos minerales inhibiendo su absorción. Además, son bajos en proteína, en comparación con la proteína que contienen los alimentos de origen animal, y suelen distender el estómago, causar flatulencia e inflamación. En la Fase 1: Reparación, en la que nos dedicaremos a desinflamar y reparar el intestino, debemos evitarlos mínimo por 14 días. Al introducirlos, se recomienda ponerlos a remojar, enjugarlos y quitarles la cáscara para evitar efectos secundarios.

El objetivo de una dieta paleo autoinmune es desinflamar el cuerpo a través de los alimentos y no solo quitar alimentos inflamatorios, sino consumir suficientes frutas y verduras para tener una dieta rica en nutrientes, antioxidantes y con efectos protectores y antiinflamatorios.

Es un estilo de vida que, se ha estudiado, tiene la capacidad de apagar anticuerpos y bajar los marcadores de inflamación, como el factor de necrosis tumoral e interleucinas.

Lo importante es la adherencia al tratamiento, así que hay que identificar en qué parte del proceso se encuentra cada uno para ver por qué cambio empezar.

Beneficios de la dieta paleolítica funcional

- Regula los niveles de glucosa. Al no consumir alimentos altos en azúcares y carbohidratos simples, se evitan los picos de hiperglucemia y de hipoglucemia, por lo tanto, se controla el hambre y la ansiedad por más tiempo. Es ideal para personas con diabetes y con resistencia a la insulina.
- Disminuye el riesgo de enfermedades cardiovasculares, ya que es alta en fibra y en omega 3.
- Ayuda a perder peso y a mantenerlo.
- Mejora la digestión y el tracto gastrointestinal; previene y alivia síntomas como colitis, gastritis, distensión, síndrome de colon irritable, diarreas o estreñimiento; repara el intestino permeable y mejora los síntomas de autoinmunidad.
- Brinda saciedad: consumir grandes cantidades de fibra y proteína ayuda a sentirnos satisfechos por más tiempo.
- Brinda energía y la mantiene constante durante el día.
- Mejora los patrones de sueño.
- Mejora el estado de piel, uñas y pelo, al ser una gran fuente de antioxidantes.

- Previene enfermedades como cáncer y enfermedades autoinmunes, ya que apaga la inflamación celular y protege y sella la mucosa del intestino para evitar su permeabilidad.
- Favorece la ganancia y el mantenimiento de la masa muscular al basarse en proteínas magras, ideales para la construcción de músculo.
- Mejora los procesos de inflamación. Ayuda a reducir dolores de cuerpo y de articulaciones. Personas con artritis y fibromialgia también deben evitar ciertas verduras como pimiento, papa, berenjena, jitomate y chile, conocidas como solanáceas o *nightshades*. Son alimentos sumamente inflamatorios.

Grupo de alimentos	Paleo
Alimentos de origen animal	Sí, en abundancia: pescado y pollo, de preferencia.
Grasas saludables	Sí
Frutas	Sí
Granos	No
Verduras	Sí
Almidones	Sí
Leguminosas	No
Lácteos	No
Maíz	No
Azúcares y edulcorantes	No
Aceites industriales	No
Alimentos procesados	No
Café	De preferencia té

Dieta cetogénica

Seguramente has escuchado hablar sobre la dieta cetogénica o keto. Es un tipo de dieta que consiste en el consumo de una cantidad baja en carbohidratos (5%), moderada en proteínas (15-25%) y alta en grasas (70-80%), que pone al cuerpo en un estado metabólico conocido como cetosis. Se basa en la premisa de que el cuerpo fue diseñado para funcionar más eficientemente como un quemador de grasa que como un quemador de azúcar.

Aunque esta dieta la recomiendo en casos con problemas de salud muy específicos, no forma parte de un estilo de vida permanente. Por eso prefiero recomiendar la práctica del ayuno, más que la dieta cetogénica, como herramienta para entrar en modo de cetosis y fomentar la limpieza y el reciclaje de la basura de las células.

En el estado de cetosis, el hígado produce cetonas a partir de la grasa, las cuales se convierten en la principal fuente de energía para el cuerpo. Para ciertos pacientes que no pueden bajar de peso o que tienen algunos padecimientos sugiero esta dieta durante algunos meses.

Beneficios de la dieta cetogénica

- Ayuda a bajar de peso.
- Regula los niveles de azúcar en la sangre.
- Disminuye la ansiedad por los alimentos dulces y evita los atracones.
- Da saciedad por más tiempo.
- Brinda energía en el día.
- Mejora tu microbiota.
- Reduce la inflamación celular general.
- Mejora la concentración y la atención, por lo que es ideal para personas con padecimientos cognitivos, trastornos de atención, alzhéimer, párkinson y epilepsia.

- Regula el colesterol y la presión arterial.
- Mejora la apariencia de la piel, en especial cuando se padece acné.
- Disminuye la inflamación celular presente en enfermedades, como cáncer, artritis, enfermedades autoinmunes, etcétera.

Cuando se reduce la ingesta de hidratos de carbono, los niveles de glucosa (azúcar en la sangre) e insulina disminuyen. Esto permite que las células de grasa liberen el agua que almacenan (es por eso que muchas veces se experimenta primero una pérdida de agua y no de grasa) y luego las células de grasa pueden ingresar al torrente sanguíneo para dirigirse al hígado. El hígado entonces forma cetona a partir de esta grasa, la cual será "quemada" al servir como principal fuente de energía.

Sin embargo, debido a que esto suele hacerse de la noche a la mañana, el cuerpo no está completamente listo para manejar la descomposición de las grasas en busca de energía. Al cambiar a esta dieta cetogénica se tiene un periodo de transición donde el cuerpo usa todas sus reservas de glucógeno (energía almacenada) y no tiene suficientes enzimas para descomponer la grasa y producir cetonas. Este es el estado de cetosis, y poco a poco se adquiere la flexibilidad metabólica para que el cuerpo obtenga la mayor parte de su energía a partir de las grasas. Esto significa que la energía no llega de inmediato, por lo que es común experimentar cansancio, dolor de cabeza y mareo los primeros días. De ahí también la importancia de la hidratación, ya que el sodio y los electrolitos ayudan a evitar estos síntomas.

Este tipo de dieta no tiene riesgos, ya que el cuerpo no entra en un estado de cetoacidosis, sino de cetosis.* Al principio es común, como

* La cetoacidosis es una complicación aguda metabólica grave de la diabetes mellitus, más común en las personas con la diabetes tipo 1, caracterizada por deshidratación, perdida de electrólitos, acidosis metabólica, hiperglucemia y cetosis. Además, puede ser la manifestación inicial de ambos tipos de diabetes.

ya mencioné, que se experimenten ciertos síntomas parecidos a los de una gripe, principalmente los primeros días de haber empezado la dieta: cansancio, dolor de cabeza, mareos, náuseas, hormigueo y calambres, palpitaciones, estreñimiento, irritabilidad y mal aliento.

Es importante entrar o salir de la cetosis con ayuda de un profesional, ya que, de lo contrario, se puede generar un efecto rebote en el peso o nunca alcanzar la cetosis.

En general es recomendable para pacientes con cáncer, epilepsia, alzhéimer, párkinson, comedores compulsivos y gente que quiera bajar de peso y tener más energía y menos ansiedad, con excepción de aquellos que padecen diabetes tipos 1 y 2, hipertensión arterial, mujeres embarazadas, en lactancia, y personas con problemas renales. Cada persona reacciona distinto a una misma dieta, por eso es importante ver cuál es la que a ti te trae beneficios y es sostenible a través del tiempo. El reto no es empezar, sino mantenerte en ella.

Entrar en cetosis toma aproximadamente entre 3 y 10 días, dependiendo de la persona. No es recomendable seguirla por periodos prolongados, ya que no es una dieta flexible, es complicada y no es sostenible a largo plazo, puesto que son muy pocas las opciones de alimentos, es baja en hidratos de carbono ricos en fibra y afecta de manera directa la microbiota.

El doctor Valter Longo, especialista en medicina para la longevidad, afirma que, a la larga, esta dieta causa problemas metabólicos que interfieren con la salud y la longevidad, y no la recomienda como parte de un estilo de vida.

Lo que no te mata te fortalece:
ayuno intermitente y otros *biohacks*

A lo largo de la evolución, los organismos vivos han tenido que adaptarse a condiciones y agentes adversos para lograr sobrevivir, por lo que han desarrollado diversos y complejos mecanismos para lidiar con ellos.

Actualmente, se ha identificado una serie de procesos o atajos conocidos como *biohacks*. *Biohacking* es el arte de alterar nuestro ambiente interno y externo para modificar nuestra biología. No se trata solo de estar más sanos, sino de llevar nuestro cuerpo más allá de sus límites, darle la oportunidad de optimizar al máximo su potencial y remover aquello que nos limita. Nuestro cuerpo tiene la capacidad de sanarse a sí mismo y repararse por medio de mecanismos de protección y regeneración.

Existen los factores horméticos, como estos *biohacks*, los cuales, con una dosis baja o subletal de un agente o estímulo estresante, son capaces de activar una respuesta adaptativa que incrementa la resistencia de una célula u organismo frente a un estrés más severo. A esta respuesta se le conoce como *hormesis*. La respuesta hormética involucra la expresión de una gran cantidad de genes que codifican el estrés oxidativo, en especial, durante el envejecimiento y la senescencia celular, protegiéndonos de muchos padecimientos como la diabetes y las enfermedades neurodegenerativas, lo cual modifica nuestra edad biológica.

Algunos de estos *biohacks* son la exposición al frío, la luz infraroja, el sauna, el ejercicio y la restricción alimentaria.

El ayuno intermitente es una práctica que se ha puesto muy de moda últimamente y cada vez son más las personas que lo utilizan debido a los grandes beneficios que aporta. Es la abstención voluntaria de comer por razones espirituales, de salud u otras. El ayuno intermitente le facilita al cuerpo alcanzar la cetosis más rápido que la dieta keto por sí sola.

Cuando causamos estrés en nuestro cuerpo con cambios de temperatura, ayuno y ejercicios a intervalos de alta intensidad, el cuerpo responde y crea ciertas rutas que ayudan a producir más energía y a entrar en alerta mental, lo cual repara y regenera nuestro organismo.

El ayuno intermitente se basa en el principio de poner a nuestro cuerpo en modo "quema grasa". Cuando consumimos alimentos, en especial carbohidratos (pan, galletas, pastas, barritas), nuestro cuerpo guarda el exceso de energía en forma de glucógeno, reserva que dura aproximadamente 12 horas. Cuando pasamos varias horas sin comer o cuando hacemos ejercicio intenso, obtenemos nuestra energía de esta reserva de glucógeno. Entonces, cuando se termina esta reserva, empezamos a usar otro tipo de combustible, los cuerpos cetónicos, que el cuerpo crea a partir de la grasa. Por lo tanto, si nunca nos vemos forzados a vaciar nuestra reserva de glucógeno, nuestro cuerpo nunca se verá en la necesidad de producir nuevo combustible recurriendo a las reservas de grasa.

Ayunar por un periodo mayor a 12 horas agota las reservas de glucógeno y fuerza al cuerpo a crear combustible a partir de la grasa, lo que lo pone en un modo de flexibilidad metabólica. Durante el ayuno, el cuerpo comienza a descomponer glucógeno en el hígado para proporcionar glucosa. Cuando se ayuna entre 24 y 36 horas, las reservas de glucógeno se agotan. El hígado produce nueva glucosa a través de la gluconeogénesis, en la que se usa glicerol, subproducto de la descomposición de la grasa. Estudios realizados en el año 2018 en adultos con sobrepeso encontraron que el ayuno intermitente condujo a una pérdida de peso promedio de 6.8 kilogramos en el transcurso de 3 a 12 meses, tiempo en el que el cerebro empieza a utilizar cuerpos cetónicos como fuente de energía.

Antes y después del ayuno es aconsejable seguir una dieta sana y equilibrada para obtener los nutrimentos necesarios para el óptimo funcionamiento de nuestro cuerpo. El ayuno debe ser supervisado por profesionales. No se recomienda esta práctica a personas diabéticas, con patologías renales, hepáticas o cardiacas, mujeres embarazadas y lactando, personas que tuvieron o tienen trastornos de la conducta alimentaria y pacientes que se estén tratando con determinados medicamentos como corticoides o anticoagulantes.

Beneficios del ayuno intermitente

- Resetea el cuerpo para usar la grasa con mayor eficacia.
- Mejora la sensibilidad a la insulina y controla los niveles de glucosa, por lo que disminuye la ansiedad.

- Desintoxica, disminuye la inflamación, favorece la digestión y aminora los problemas intestinales, lo que mejora la microbiota intestinal.
- Normaliza los niveles de la hormona grelina, que genera el hambre y las ganas repentinas de comer.
- Incrementa la hormona del crecimiento, que tiene un papel importante en la salud, el mantenimiento de músculo, el antienvejecimiento y la quema de grasa.
- Ayuda a reducir la inflamación celular al luchar contra los radicales libres que dañan tus células y provocan enfermedades.
- El ayuno induce la autofagia, que es esencialmente el equipo de limpieza del cuerpo, lo cual descompone las células dañadas, las células muertas, los desechos y las placas beta-amiloides (relacionadas con enfermedades neurodegenerativas como el alzhéimer y la esclerosis múltiple). Reemplaza células viejas por nuevas. Estimula los sensores de la longevidad, como las sirtuinas, que ayudan a remover las células "zombis" de la senescencia.
- Algunos investigadores consideran que el ayuno mejora la respuesta de las personas a la quimioterapia porque:
  - Promueve la regeneración celular, lo cual disminuye la inflamación y favorece la apoptosis,* que es la destrucción celular.
  - Protege contra los efectos nocivos de la quimioterapia, como las náuseas o las agruras, y potencializa sus efectos benéficos.
  - Reduce el impacto de los efectos secundarios, como fatiga, náuseas, dolores de cabeza y calambres.

* La apoptosis es el proceso de muerte celular programada. Ocurre para eliminar las células innecesarias, como cuando hay una escasez de oxígeno o cuando el ADN sufre daños. Las células, al envejecer o presentar malfuncionamiento, deben ser desechadas, lo cual se hace de forma controlada mediante este proceso.

- Mejora la respuesta a la quimioterapia y ayuda a prevenir reincidencias.
- Existen proteínas que regulan el crecimiento y división de las células. Cuando somos jóvenes, esto ocurre por estar en constante crecimiento y proliferación hormonal. Una de ellas es conocida como mTOR. Cuando vamos envejeciendo, demasiada activación es señal de una relación de condiciones como diabetes mellitus, obesidad, cáncer, alzhéimer y enfermedades cardiovasculares. El ayuno y disminuir tu consumo de proteína animal por la noche ayuda a mantener controlada la mTOR.
- Existen otras vías metabólicas involucradas en la longevidad, como la AMPK (proteína cinasa, activada por monofosfato de adenina), conocido como el *master switch* que aumenta las expectativas de vida 20% más, y entre más alta es su producción, menos riesgo de enfermedades tenemos. Cuando baja, aumenta la grasa abdominal, la pérdida de músculo y disminuye nuestra protección contra el envejecimiento. Cuando hacemos restricción calórica o practicamos el ejercicio HIIT, el cuerpo se estresa y produce AMPK, así como cuando ingerimos ciertos antioxidantes y antiinflamatorios, como la metformina, que controla los niveles de insulina.
- Las sirtuinas son el Supermán que se encarga de la neuroplasticidad, de rejuvenecer nuestra cognición y de remover la basura celular al limpiar las células viejas y reemplazarlas por nuevas. Las sirtuinas necesitan un suplemento conocido como NADH+ para actuar junto con el ayuno. El ayuno por sí solo no las activa. También el ejercicio HIIT, la autofagia, los suplementos como el resveratrol, la quercetina y la melatonina ayudan a activar las sirtuinas.
- Estimula la mitocondria, que es un componente celular altamente eficiente en la utilización del oxígeno y de los sustratos

principalmente derivados de la glucosa, para producir energía que pueda aprovechar la célula. Todo lo que hacemos en nuestras vidas depende de la calidad de nuestra mitocondria. Las mitocondrias se van deteriorando a medida que envejecemos, pero ese proceso puede mejorar haciendo ajustes en nuestro estilo de vida. Signos de que tus mitocondrias están en mal estado son la falta de atención y concentración, agitarse fácilmente, caída de cabello, mal humor y sueño poco reparativo.

- Te ayuda a ser un comedor intuitivo, reconocer tus señales de hambre, disfrutar la comida y mejorar tu relación con esta.

Tipos de ayuno

El modelo de 16 horas de ayuno y 8 horas como intervalo para comer es el más común y fácil de practicar. En caso de realizar un ayuno intermitente 16:8, lo mejor es comenzar incrementando las horas de ayuno poco a poco, es decir, comenzar con 12 horas, después 13 horas, y así hasta incorporar cada día una hora más. En la Fase 1: Reparación, te recomiendo tratar de hacer un ayuno intermitente mínimo cinco días por semana para dejar descansar tu intestino, mejorar la digestión y la asimilación de nutrimentos, y tener más energía. Recuerda, el cuerpo se regenera de noche y, si cenas tarde, este usará su energía para la digestión, en vez de regenerar hormonas y apagar la inflamación. En el caso de mujeres en la perimenopausia no es conveniente ayunar siempre, o no más de 14 a 16 horas, porque pueden afectarse sus niveles hormonales y tener consecuencias negativas. En el caso de los hombres, se recomienda de 16 a 18 horas, cinco días por semana.

Existe también la dieta de imitación del ayuno (ProLon, basada en las investigaciones del doctor Valter Longo), que consiste en consumir por debajo de las 800 kcal por un mínimo de 3 a 5 días a la semana, una vez al mes, para hacer pensar al organismo que estás ayunando y obtener sus beneficios. También está el ayuno 23:1 o dieta OMAD (*one meal a day*), una comida al día. O el ayuno 5:2, donde comes cinco días normal y dos días disminuyes tu ingesta calórica a menos de 800 kcal al día.

Una bebida esencial para tomar durante el ayuno intermitente es el café "a prueba de balas", que alimenta la cetosis. Se hace mezclando aceite MCT, mantequilla sin sal o ghee y café. Esta combinación estimula el metabolismo y los niveles de energía, mejora la función cognitiva y proporciona saciedad a largo plazo.

Te recomiendo empezar por el ayuno 16:8, en el cual comes dentro de un intervalo de 8 horas y ayunas durante el resto. Puedes iniciar espaciando la cena y el desayuno mínimo por 12 horas. Es fácil de hacer y de adoptar como parte de tu estilo de vida.

Consejos para practicar el ayuno intermitente

- Procura cenar temprano, que tu última comida sea a las 7:00 p. m., y prolonga el tiempo de tu desayuno hasta las 10:00 a. m., y así hasta que consigas un ayuno total de 16 horas. Si quieres cenar más tarde, empieza al día siguiente tu primera comida después de 16 horas de tu último bocado. Para las mujeres, el ayuno puede ser de 14 a 16 horas, y para los hombres, hasta de 18 horas.
- Empieza recorriendo una hora tu desayuno y adelantando una hora tu cena.
- Rompe tu ayuno y agrega proteína, grasa y fibra en cada comida que hagas; esto te brindará saciedad y te hará aguantar sin sentir hambre.
- Toma suficiente agua con una pizca de sal del Himalaya (evita la deshidratación y la fatiga) durante el intervalo para comer

y hasta romper el ayuno. Puedes tomar café y té sin azúcar con una cucharada de aceite MCT de cadena media para entrar en cetosis y tener más energía y claridad mental. Incluso puedes tomar electrolitos sin azúcar.

- Respeta y modera las porciones. Aunque prolongues las horas en las que no comes esto no significa que puedas abusar de la cantidad de alimentos al romper el ayuno.

- Cuida la calidad de los alimentos; de nada sirve ayunar si llevas una dieta alta en grasas y azúcares.

- Haz ejercicio: hacerlo en ayunas favorece la pérdida de grasa.

- Bebe agua: empieza cada mañana con un vaso de 250 ml. Esto te ayudará a estar hidratado y a sentar las pausas para beber líquidos durante el día.

- Mantente ocupado: te ayudará a no pensar en la comida. Intenta ayunar en días que tengas mucho trabajo.

- Bebe café o té verde: el café y el caldo de hueso sin verdura son ligeros supresores del apetito. Toma el café sin leche ni endulzantes, y el caldo de hueso, sin verduras. Esto no rompe el ayuno.

- Monta las olas. El hambre viene por oleadas, no es algo constante. Cuando golpee, bebe un té caliente o un vaso de agua.

- Date un mes: el cuerpo necesita cierto tiempo para acostumbrarse al ayuno.

- Incorpora el ayuno como parte de tu vida al menos cinco días por semana.

- Rota el tipo de ayuno: primero haz 14 horas; ya que tengas ese periodo bajo control, sube a 16 horas; un día sube a 18 horas, y otro, haz OMAD, únicamente tomando café con MCT (café "a prueba de balas"). De ahí retoma tu ayuno una a tres veces por semana. Nunca acostumbres a tu cuerpo a comer siempre lo mismo.

- El café "a prueba de balas" es una bebida con cafeína que alimenta la cetosis. Originalmente se hace mezclando aceite MCT, mantequilla sin sal, o ghee, y café orgánico. Se dice que esta combinación estimula el metabolismo y los niveles de energía, mejora la función cognitiva y proporciona saciedad a largo plazo. Te lo recomiendo.

¿Cuándo evitar el ayuno intermitente?

Es muy importante saber que, como todo, el ayuno intermitente no es para todos. Evítalo en los siguientes casos:

- Si padeces desórdenes adrenales, como problemas con el cortisol.
- Si sufres de hipoglucemia o padeces diabetes, es mejor que evites cualquier tipo de ayuno hasta que normalices tus niveles de glucosa e insulina.
- Si estás embarazada o en lactancia.
- Si estás sometido a cargas fuertes de estrés.
- Si eres deportista de alto rendimiento.
- Si tienes algún trastorno de la conducta alimentaria.

Recuerda que no es magia, lo que puede ayudar a una persona puede que no sea lo más recomendado para otra. Antes de comenzar con esta o alguna otra práctica de alimentación, yo te recomiendo que acudas con un profesional especializado que pueda orientarte para que consigas resultados de la manera más adecuada para ti.

✓ Intenta poner fin a tu ayuno con un aperitivo. Después espera de 15 minutos a una hora para hacer tu primera comida, que puede ser una de las siguientes opciones:

- Entre ¼ a ⅓ de taza de nueces, almendras o pistaches.
- Dos cucharadas de crema de almendras.
- Una pequeña ensalada con aceite de oliva y vinagre con seis aceitunas.
- Una taza de caldo de hueso con verduras.
- Jícama, pepinos y zanahorias con limón y sal o un jugo verde con colágeno o proteína vegetal.

Micronutrientes (suplementación)

Debido al mundo al que estamos expuestos es probable que tengamos deficiencias de nutrimentos. Por ejemplo, vivir en México implica que todos los días nos enfrentamos a un exceso de radicales libres por contaminación, químicos y metales pesados. Esto provoca en nuestro cuerpo un alto estrés oxidativo que consume nuestras vitaminas, minerales y, principalmente, antioxidantes. Hoy en día, los alimentos no contienen las mismas propiedades nutritivas que hace 20 años, porque ahora las tierras están llenas de fertilizantes, químicos y aguas negras. Todo ello genera toxinas y alteraciones importantes en nuestro cuerpo.

Además, nuestra dieta actual es alta en hidratos de carbono simples que también consumen nuestros nutrientes. Algunas personas tienen mutaciones genéticas que inhiben la absorción de vitaminas y minerales, o no las convierten en su forma activa. Por ejemplo, el ácido fólico se convierte en metiltetrafolato y la vitamina D3 es liposoluble, regula la homeostasis del calcio y es vital para la salud ósea. La vitamina D3 (colecalciferol) es sintetizada en la piel humana.

Se debe recurrir a la suplementación cuando las personas necesitan nutrientes extras, por una absorción bloqueada o por malos hábitos. Por ejemplo, los fumadores consumen toda su vitamina C por la cantidad de radicales libres que crean, el café bloquea la absorción de calcio y hierro, el exceso de ejercicio consume el magnesio y otros antioxidantes, el alcohol consume el zinc y el complejo B, o bien, nuestra ingesta quizá es menor al gasto, y por ello es importante asegurar su reposición. También existe una interacción entre los nutrientes, ya que para absorber las grasas esenciales omegas son necesarias las vitaminas del complejo B.

Por todo lo anterior, es importante asegurar la reposición de nutrientes por medio de la suplementación en cualquier etapa de la vida. Existen varias vitaminas, minerales y otros nutrientes con el potencial de mejorar la sensibilidad a la insulina y de mejorar los niveles de glucosa en sangre.

Magnesio. Mejora el comportamiento de los receptores de insulina y el transporte de glucosa hacia la célula. Una concentración baja en pacientes no diabéticos se puede asociar con resistencia a la insulina, intolerancia a la glucosa e hiperinsulinemia.

Dosis: *500 mg de citrato de magnesio y 250 mg de glicinato por la noche.*

Contraindicaciones: *el exceso en su consumo puede causar diarrea.*

Cromo. Mejora la fluidez de la membrana y la utilización de la glucosa; baja los niveles de glucosa e insulina en sangre.

Dosis: *50 a 200 mcg de picolinato de cromo por las mañanas.*

Contraindicaciones: *dosis altas pueden alterar la absorción de hierro. En algunas personas puede provocar irritación estomacal.*

Vanadio. Activa los receptores celulares de insulina, lo que da lugar a un aumento en las proteínas transportadoras de glucosa y mejora la sensibilidad a la insulina.

Dosis: *1 mg con cromo al día.*

Contraindicaciones: *no tomar más de 50 mg al día sin supervisión de un profesional de la salud. Los niveles tóxicos se asocian con desordenes bipolares.*

Biotina. Mejora el metabolismo de la glucosa sin elevar las secreciones de insulina.

> Dosis: *1000 a 5000 mcg, 1 cápsula diaria. 150 a 300 mcg dos veces al día.*

> Contraindicaciones: *no se han documentado efectos secundarios; sin embargo, dosis altas pueden provocar el desbalance de otras vitaminas del complejo B.*

Ácido linoléico conjugado (CLA). Normaliza la tolerancia de la glucosa, mejora la hiperinsulinemia y modula el metabolismo de los lípidos y la insulina. Tiene efectos antiinflamatorios.

> Dosis: *de 3 a 4 g al día.*

> Contraindicaciones: *en dosis elevadas puede disminuir el colesterol* HDL, *aumentar colesterol* LDL *y aumentar el riesgo de enfermedades crónicas como diabetes tipo 2 y enfermedades cardiovasculares.*

Ácido alfa-lipoico. Incrementa la estimulación de la insulina para los depósitos de glucosa y mejora la sensibilidad de la insulina.

> Dosis: *200 a 400 mg diarios.*

> Contraindicaciones: *puede causar dolores de cabeza, acidez estomacal, náusea y vómito.*

Omegas 3. Son ácidos grasos esenciales que nuestro organismo necesita para funcionar correctamente. Pueden ayudar a reducir la resistencia a la insulina gracias al efecto de un lípido bioactivo llamado protectina D1, con lo cual se activa la producción y liberación de una proteína llamada interleucina 6 (IL-6), que controla los niveles de glucosa: indica al hígado la disminución de la producción de glucosa y actúa directamente sobre los músculos para aumentar la captación de glucosa.

> Dosis: *1 a 3 g diarios de omega 3 de excelente calidad, de preferencia libre de mercurio.*

Contraindicaciones: *malestares gastrointestinales como vómito, acidez y náusea, mal aliento. En dosis elevadas puede interactuar con medicamentos anticoagulantes.*

EPA y DHA. Lo ideal es consumir una fórmula de omega 3 que sea una combinación de ácidos grasos EPA (ácido eicosapentaenoico) y DHA (ácido docosahexaenoico). Ambos son indispensables y ayudan a la fluidez de las membranas, a la unión de la insulina con sus receptores y a la acción de la insulina.

Dosis: *250 mg a 1 g de EPA y DHA al día.*

Contraindicaciones: *las mismas que para los omegas 3.*

Nutrientes antioxidantes

Se ha visto una elevación del estrés oxidativo cuando se presenta resistencia a la insulina, esto debido a una glicación de las proteínas.

Vitamina E. Reduce el estrés oxidativo, eleva la sensibilidad de la insulina y mejora la tolerancia a la glucosa y los niveles de insulina en la sangre. Baja los niveles de triglicéridos (TG) y de LDL.

Dosis: *mezcla de 400 UI de tocoferoles al día.*

Contraindicaciones: *no tomar con sulfato de hierro porque este destruye la vitamina E. Si tomas medicamentos anticoagulantes consulta a un profesional de la salud para saber si eres apto para ingerir esta vitamina.*

Zinc. Se pega a y estabiliza la molécula de insulina, lo que previene el daño de radicales libres de la molécula insulina-mediador.

Dosis: *30 a 50 mg de citrato o gluconato de zinc al día.*

Contraindicaciones: *tomar separado de alimentos con soya porque estos puede interferir con su absorción. El zinc interfiere con la absorción de fluoroquinolonas y tetraciclinas (dos grupos de antibióticos) y se consume con otros minerales, ya que trabajan juntos.*

Vitamina C. Reduce el estrés oxidativo y mejora la sensibilidad. Baja los niveles de LDL y TG.

Dosis: *1 a 2 g al día con bioflavonoides.*

Contraindicaciones: *en exceso puede causar diarrea. No se recomienda en personas con hemocromatosis.*

Canela (ròu guì; *Cinnamomum cassia*). Tiene un efecto bioactivo en la disminución de los niveles de glucosa.

Dosis: *200 a 600 mg diarios.*

Contraindicaciones: *riesgo de hipoglucemia y daño hepático en dosis altas.*

Vitamina D. Una deficiencia de esta vitamina puede contribuir a la resistencia a la insulina debido al papel que desempeña en la tolerancia de la glucosa con sus efectos sobre la secreción de insulina.

Dosis: *2 000 a 5 000 UI, por la mañana o por la noche.*

Contraindicaciones: *en dosis elevadas se puede presentar náusea, vómito, poco apetito. Interfiere con medicamentos anticonvulsivos y medicamentos para bajar el colesterol. Hay que medir siempre los niveles de esta vitamina en la sangre para no exceder la dosis y causar toxicidad.*

Berberina (metformina de forma natural). Raíz de *Berberis aristata* estandarizada a 97% de berberina HCl. La berberina es una sal de amonio cuaternario del grupo de alcaloides de las isoquinolinas. Es una hierba que apoya los niveles saludables de colesterol y glucosa en la sangre, que ya se encuentran dentro de un rango normal, y mantiene la salud general del corazón. Tiene efectos antiinflamatorios. Los científicos creen que muchos de los beneficios observados con la berberina pueden estar relacionados con su acción sobre una enzima importante conocida como AMPK (proteína cinasa activada por monofosfato de adenina). La AMPK es una enzima sistémica que influye en la forma en que el cuerpo crea y utiliza la energía celular, y está relacionado con la longevidad. Esta acción tiene un efecto en cascada en una amplia variedad de procesos metabólicos, salud celular y más. Ahora se cree que la activación de la AMPK es el mecanismo de acción central detrás de los beneficios de la berberina.

Dosis: *500 a 1 500 mg diarios.*

Contraindicaciones: *no consumir durante embarazo y lactancia. Puede tener efectos secundarios a nivel gastrointestinal, como dolor, gastritis, reflujo, estreñimiento, gases, diarrea, etcétera.*

Capítulo 8

Depura y rediseña el refrigerador, la alacena y la cocina

Comer es una necesidad, pero comer de forma inteligente es un arte.

FRANCISCO DE LA ROCHEFOUCAULD

Cuando era más joven estaba de moda desayunar sincronizadas fritas de tortilla de harina blanca, con jamón y queso amarillo, comer pastelitos empacados (como los Choco Roles) a media tarde y llevar de lunch Duvalín y Frutsi, como complemento a un sándwich mal preparado. En esos tiempos, no se acostumbraba comer con conciencia, y hoy la cultura ha cambiado. Así que, si la dieta arriba mencionada se parece a la tuya, es momento de aniquilar esos disparadores de inflamación que solo generan deterioro, envejecimiento y enfermedades.

Seguramente el refrigerador y la alacena de tu casa está llenos de productos considerados básicos, como leche, queso, yogurt, jugos artificiales y aderezos de todo tipo, así como otros alimentos procesados. Hagamos un inventario de los alimentos que te están haciendo daño y que aún tienes en tu cocina para que hoy mismo te deshagas de ellos y comiences a reemplazarlos por alternativas más saludables. Con este simple cambio empezarás a respetar a tu cuerpo, a limpiar tus arterias y, aunque no lo creas, es el primer paso para compactar tu cuerpo y lograr la figura que siempre has querido tener.

¿Qué eliminar y qué tener siempre?

Uno de los primeros pasos para alimentarte de forma saludable es hacer cambios profundos en tu cocina. Probablemente lo ideal sería todos los días cocinar frutas y verduras frescas, sentarnos a comer con calma y disfrutar la comida con nuestros seres queridos.

Pero no siempre es así. Sucede la vida, el trabajo, la escuela, los horarios enredados y, a pesar de las mejores intenciones, buscamos productos de conveniencia que nos alimenten rápido y sin complicaciones, pero con muchas consecuencias negativas para la salud.

Definitivamente es posible tener lo que necesitas para poder seguir tu plan y sin mayores complicaciones. Con este libro ya tienes todas las herramientas necesarias para empezar un camino nuevo para nutrir tu cuerpo y cuidar tu salud. Te aseguro que, con un poco de organización, te costará mucho menos trabajo preparar una comida deliciosa que además respete las etapas del método propuesto aquí.

Es como todos los hábitos: toma unos días organizarse y crear la atmósfera adecuada para tener éxito, pero una vez que tomes el ritmo verás que puede ser muy sencillo. Definitivamente, comer rico y sano sí es posible. Si no necesitas ciertos alimentos, es mejor no tenerlos en casa, así toda la familia tendrá hábitos sanos. Siempre hay opciones sanas y ricas en el plan que puedes adaptar para todos.

Continúa con el cajón de las especias. ¿Sabías que la vida útil de una especia es de un año? Seguramente tienes por ahí reliquias de tiempo atrás. Es el momento de deshacerte de ellas y de surtir tu despensa. Notarás una gran diferencia en los sabores al cocinar con especias frescas. Marca en la parte de abajo la fecha en que las abres.

Revisa también la fecha de caducidad de los aceites: tienden a hacerse rancios. Con los vinagres no hay problema.

Las semillas como nueces, almendras y pistaches son delicadas. Si compras bolsas grandes, consérvalas en un lugar oscuro, y si tardas más de un mes en consumirlas, congélalas y ve sacando lo que necesitas.

Ya compraste los alimentos, ¿y ahora qué?

Frescura de los alimentos

- Cuida mucho el tiempo que los alimentos pasan en el coche una vez que los compras, pueden perder calidad o, inclusive, echarse a perder. Lo ideal es que al llegar a tu casa hagas las preparaciones necesarias para que cuando cocines ya esté todo listo.
- Saca las proteínas de las charolas del supermercado y consérvalas en recipientes adecuados o congélalas en porciones individuales.
- Revisa que los huevos no tengan desechos animales, y si es así, tíralos. Consérvalos en refrigeración, pero sin el cartón o empaque.
- Lava y desinfecta frutas y verduras antes de guardarlas, no vuelvas a usar las bolsas del supermercado, de preferencia consigue bolsas de tela especiales para estas compras.
- De cualquier forma, no guardes la comida en el refrigerador en ellas por temas de contaminación. Si son alimentos frágiles como, por ejemplo, las fresas, consérvalas limpias en recipientes con servilletas de papel al fondo para que absorban el exceso de humedad.
- Una buena forma de eliminar pesticidas de la superficie de frutas y verduras es remojar los alimentos en agua con bicarbonato durante unos minutos.
- Conserva las hierbas como perejil y cilantro desinfectados y envueltos en servilletas de papel, en una bolsa o recipiente herméticos. En el caso de lechugas, si compras hidropónicas, consérvalas en su empaque. Revisa las verduras de hojas verdes si las compras en caja, y elimina cualquier hoja marchita, ya que acelerará la descomposición del resto de las hojas.
- El secreto para que los alimentos duren más si los lavas, es secarlos completamente antes de guardarlos. Recuerda que el exceso de humedad es enemigo de los alimentos frescos.

- El hecho de tener frutas y verduras listas para consumirse, además de que facilita la preparación de la comida, las deja siempre a la mano en caso de un "ataque" al refrigerador.

Los disparadores de inflamación que debes evitar en tu alacena y refrigerador

Ciertos alimentos promueven la producción de sustancias inflamatorias. Nuestra sensibilidad a ellos provoca que el sistema inmune reaccione de diferentes formas y grados de intensidad, lo que causa inflamación en tejidos, enfermedades autoinmunes y la mala absorción de los nutrientes.

Disparador #1. *Caseína: la proteína peligrosa de los lácteos*

Cuando hemos terminado nuestro periodo de lactancia, dejamos de contar con la lactasa, una enzima que nos ayuda a procesar la lactosa. Esta falta de lactasa ocasiona que no digeramos apropiadamente los lácteos, los cuales se fermentan en los intestinos y ello provoca inflamación.

Pero nuestro principal enemigo es la caseína (la proteína de los lácteos), ya que se convierte en una excitotoxina en el cerebro. Las excitotoxinas son sustancias que sobrestimulan las neuronas hasta matarlas y se encuentran en alimentos procesados y refrescos, los alimentos dietéticos contienen aspartame o Splenda, y glutamato monosódico como potencializante de sabor, todos los cuales resultan en inflamación, modifican la microbiota y se relacionan con problemas neurodegenerativos. En algunas personas la caseína se adhiere a los vasos linfáticos del intestino, impide la absorción de nutrimentos y ocasiona problemas inmunológicos, alergias y asma.

Cuando la caseína llega al estómago, produce casomorfinas, que son fragmentos de proteína que las lleva a actuar prácticamente como opiáceos para el cerebro, es decir, causan un efecto eufórico, muy problemático porque nos hace querer más, y por ello nos cuesta mucho dejar los lácteos. Y me refiero a dejar quesos, crema, jocoque, suero de leche o licuado de suero de leche o *whey* para deportistas. En cuanto a los yogures comerciales, recomiendo solo consumir yogurt griego con moderación (Fase 3: Reseteo).

Muchos pacientes llegan a Bienesta "presumiendo" que los lácteos no los hacen sentir mal del estómago, que se sienten bien después de comerlos. Sin embargo, tienen problemas de eczema, rosácea, sinusitis, síndrome de colon irritable, dolor en articulaciones y de cabeza, estreñimiento, resistencia a la insulina, y no creen que estén asociados con el consumo de lácteos. Puede ser que tú creas que toleras la leche de vaca, pero es probable que si la consumes, padezcas de algún tipo de inflamación que se refleja en los síntomas anteriores o hasta en un desbalance hormonal. Incluso no deberíamos considerar los lácteos como un alimento puro, debido a que contiene químicos y hormonas. Si no eres intolerante y quieres seguir consumiendo lácteos, te recomiendo disminuir su consumo a máximo dos veces por semana. Para la Fase 3: Reseteo del método de las 3 R recomiendo kéfir, yogurt y quesos de oveja y cabra, cuyo consumo deberá rotarse dos veces por semana.

Como alternativa a los lácteos te recomiendo bebidas de origen vegetal, como leches de almendras, coco, cáñamo, macadamia, amaranto o quinoa. Y si te preocupas por el calcio, lo puedes encontrar en verduras de hoja verde, que son ricas en calcio, ajonjolí y almendras.

✓ Consume más proteína vegetal y menos animal.
✓ Procura llevar un dieta saludable mediterránea, rica en vegetales, sobre todo verdes.

> ✓ Si comes queso, es mejor consumir el de cabra y el feta de oveja.
> ✓ Consume menos lácteos y de mejor calidad.

Disparador #2. *Cacahuate*

El cacahuate es uno de los alimentos más producidos a nivel mundial. Crecen en la tierra, no son como las almendras o nueces que crecen de árboles, y las tierras en las que se cultivan están llenas de humedad, son pobres en minerales y tienen muchos pesticidas y químicos, lo que ocasiona que el cacahuate produzca un tipo de hongo que es un metabolito muy tóxico y nocivo para la salud. Esos mohos producen un veneno llamado aflatoxina. Para tener maníes (cacahuates) sanos es importante cuidarlos durante toda su producción, pero especialmente en el secado y el almacenamiento. Diversos estudios hablan de cómo las aflatoxinas del cacahuate incrementan el riesgo de enfermedades, como problemas renales, hepáticos, defectos congénitos y mala absorción de nutrientes.

Además, seguramente has escuchado que existen muchas personas alérgicas al cacahuete, o que los pediatras recomiendan que se introduzca a la alimentación de los hijos poco a poco y con precaución, hasta después del año de edad. Incluso se ha propuesto que en las etiquetas de los productos aparezca el enunciado "elaborado en máquinas que procesan cacahuates". La razón es precisamente que es uno de los alimentos más alergénicos.

La alergia se produce debido a que varias proteínas del cacahuate inician una respuesta inmunológica en el cuerpo, aunado a la que ejercen las aflatoxinas. Por lo que, al consumirlo, el cuerpo reconoce estas proteínas como "cuerpos extraños", las atacan y así aparecen los síntomas de alergia como hinchazón, ronchas o incluso asfixia (anafilaxia).

Hay otros estudios que han demostrado que el cacahuate tiene un alto contenido de humedad, la cual con el tiempo incrementa y facilita la aparición de moho, que favorece el sobrecrecimiento de microorganismos en el intestino y la aparición de hongos o cándida.

También el cacahuate tiene un tipo de proteína llamada PDA, que es una lecitina, la cual tiene una amplia gama de funciones biológicas, incluida la adherencia bacteriana, y es resistente a los procesos digestivos, lo cual afecta a la flora intestinal.

En estudios recientes de la Asociación Estadounidense de Gastroenterología, se ha descubierto que la ingesta de cacahuate causó un aumento de 41% en la proliferación de la mucosa por la adherencia bacteriana en individuos con mucosa normal, lo que sugiere una asociación entre la ingesta de cacahuate y el cáncer colorrectal.

Disparador #3. *Café (al principio)*

Es una bebida muy antigua utilizada por múltiples culturas. La ciencia ha encontrado diferentes evidencias con respecto al café, por lo que ahora existe mucha confusión sobre esta bebida tan amada. Aquí te ayudaremos a esclarecer un poco el tema.

En un estudio reciente publicado por el *Internal Medicine Journal* realizado a 500 mil personas durante 16 años, se observó que aquellos que toman tres tazas de café al día tenían un menor riesgo de muerte comparados con quienes no bebían café. ¿La razón? El grano de café tiene antioxidantes llamados polifenoles, y el tipo de polifenol que contiene se llama ACG o ácido clorogénico, el cual es excelente antiinflamatorio y detiene la oxidación celular.

Además, el consumo de café está asociado a un menor riesgo de diabetes tipo 2 y de cáncer de hígado, por la cantidad de antioxidantes que inhiben la actividad de enzimas involucradas en el desarrollo de cáncer. Las personas que regularmente consumen café tienen 40% menos probabilidad de padecer cáncer de hígado. Sin embargo, a pesar de que el café no está en la lista de potenciales alergénicos, puede tener un efecto significativo en los niveles de glucosa y en las hormonas del estrés y, por ello, lo eliminamos al principio del método.

Disparador #4. *Gluten: ¿por qué deberíamos eliminarlo de nuestra dieta?*

El trigo es un tipo de cereal que forma parte de la familia de las gramíneas. En la actualidad, es uno de los principales cultivos a nivel mundial. El trigo, junto con el arroz y el maíz, abastece 80% de la producción total de alimentos en el mundo. Al ser un cereal, el trigo tiene una concentración alta de hidratos de carbono, por lo que nos brinda energía. Además de hidratos de carbono, también posee minerales como zinc, calcio y hierro, vitaminas, fibra, un poco de ácidos grasos y proteínas, incluyendo gluten. Sí, el famoso gluten.

El gluten es una proteína compuesta por gliadina y glutenina, que se encuentra en el trigo y algunos otros cereales como la cebada, el centeno y la avena. Esta proteína es la responsable de brindarle una textura pegajosa al pan y otros alimentos que la contienen. La palabra *gluten* significa "pegamento" (en latín) y son sus propiedades de "aglutinamiento" las que interfieren con la descomposición y absorción de nutrimentos. En la actualidad es muy utilizado en diversos productos porque aporta elasticidad, plasticidad y esponjamiento, por lo que está presente en salsas, pan, galletas, pastas, embutidos, quesos, etcétera. Sin embargo, su alcance va mucho más allá. No solamente se encuentra en tu pan de diario. El gluten está oculto en alimentos envasados, salsas, medicamentos sin receta, suplementos, pasta de dientes y hasta en el maquillaje.

Constantemente escuchamos que lo debemos eliminar de nuestra dieta porque es "malo" para la salud, pero, por otro lado, escuchamos que no existen razones para hacerlo.

La verdad es que existe un espectro de problemas, desde una baja tolerancia al gluten que causa gases, inflamación y otros síntomas a nivel intestinal, hasta la enfermedad celiaca que desencadena una respuesta a nivel inmunitario. Puedes estar en riesgo, aun cuando no seas celiaco, ya que las sensibilidades y alergias alimentarias son una de las causas número uno que comprometen la flora intestinal, y una de las más comunes es al gluten.

En el intestino se encuentra más de 60% del sistema inmune, que es la barrera protectora que evita que bacterias, toxinas y restos alimentarios viajen por tu sangre. Cuando consumes gluten, esta proteína desencadena la producción de una sustancia llamada zonulina, que hace que las uniones intercelulares se relajen. En un estado de salud óptimo estas se cierran en poco tiempo, pero cuando estamos expuestos a una sobreproducción la zonulina entra en acción y hace que las barreras herméticas queden permanentemente abiertas y permitan el paso del alimento en partículas parcialmente digeridas; el sistema inmunológico no reconoce estas porciones de alimento y las ataca, lo cual genera inflamación crónica y propicia la aparición de enfermedades autoinmunes. Cuando esto sucede, tu sistema inmune se ve afectado y aumenta la inflamación. En eso consiste tener un intestino permeable.

Cuando el intestino está expuesto constantemente a una dieta que incluye gluten, deficiente en nutrimentos, alta en azúcares, baja en fibra, precaria en zinc y omega 3, y cuando existe una ingesta excesiva de antibióticos, exposición a toxinas y metales pesados, así como mucho estrés, se promueve la permeabilidad intestinal, lo que permite el paso de sustancias externas hacia el cuerpo y el cerebro, lo que contribuye al desarrollo de alergias y trastornos del sistema inmune.

Un artículo publicado en *The New England Journal of Medicine* listó 55 enfermedades que pueden ser causadas por el consumo de gluten. Estas incluyen osteoporosis, síndrome de intestino irritable, inflamación intestinal, anemia, cáncer, fatiga crónica, artritis reumatoide, lupus, esclerosis múltiple y más padecimientos autoinmunes. El gluten también se asocia con varias enfermedades neurológicas y psiquiátricas, incluyendo ansiedad, depresión, esquizofrenia, demencia, migrañas, epilepsia y autismo. Esta proteína puede ser la causa detrás de muchas enfermedades. Para corregirlas, necesitas tratar la causa, que muy a menudo es una sensibilidad al gluten, y no solo enfocarte en tratar los síntomas. Por supuesto que esto no significa que todas las causas de la depresión o de las enfermedades autoinmunes se deban al consumo de gluten, aunque es importante tenerlo en mente cuando aparecen los síntomas. Asimismo, hay que tener presente que el gluten es una proteína evasiva y sus efectos pueden ser silenciosos.

Si tienes sensibilidad al gluten, puedes suspender su consumo por un tiempo y posteriormente incorporarlo y consumirlo de vez en cuando, no todos los días. Es importante rotar los alimentos y dejar al cuerpo descansar un rato.

La enfermedad celiaca es una intolerancia a las proteínas del gluten que daña la mucosa del intestino delgado y ocasiona una baja absorción de vitaminas y minerales. Quienes la padecen deben evitar por completo el consumo de gluten.

Para identificar si el gluten verdaderamente es un problema para ti, la manera más fácil y barata es eliminar al 100% de tu dieta el trigo y todos aquellos alimentos que contengan gluten por dos a cuatro semanas y ver cómo te sientes. Esto te ayudará a conocer mejor el impacto que tiene en tu cuerpo. Identifica si esta proteína es la causa de tus problemas de salud. Simplemente eliminándolo de tu dieta, podrías vivir una vida mucho más saludable.

> √ **Aliméntate correctamente.** Llena tu dieta de vegetales (de todos los colores posibles), proteína de animales sanos, grasas saludables como el omega 3 (aguacate, nueces, semillas) y frutas. Elimina los alimentos procesados, el azúcar y los carbohidratos refinados. De preferencia consume carbohidratos con bajo índice glucémico. Elimina el gluten, la soya y los lácteos de tu dieta. Incrementa la fibra.

Disparador #5. *Carne: mitos y verdades*

Día a día leemos infinidad de artículos y reportes contradictorios acerca de la carne. Algunos dicen que podemos incluirla como parte de una dieta saludable, otros declaran que es la causa principal de varios padecimientos, como cáncer, diabetes o enfermedades cardiovasculares.

El TMAO (N-óxido de trimetilamina) se forma después de comer alimentos que contienen colina,* como la carne roja, y su consumo aumenta el riesgo de enfermedades cardiacas, cáncer y diabetes. Esta sustancia modifica la microbiota, aumenta el riesgo cardiovascular por diferentes mecanismos (principalmente por incremento en la grasa corporal), eleva el estrés oxidativo, produce metabólicos tóxicos e inflamación sistémica. La carne roja se correlaciona con un mayor ritmo de envejecimiento, mientras que una dieta basada en plantas lo disminuye.

Es muy confuso tomar una postura, en especial con toda la información tan contradictoria que existe. La mitad de los estudios demuestran que comer carne es un problema; la otra mitad, que no. La historia no es tan simple como "la carne es mala y las verduras son buenas". La pregunta real que debe hacerse para determinar si la carne es dañina es esta: ¿los consumidores de carne de libre pastoreo, que toman vitaminas, que no fuman, que hacen ejercicio y que incluyen alimentos saludables en su dieta tienden a desarrollar enfermedades cardiovasculares o cáncer?

Cuando optes por comerla, sigue estas cinco reglas para tomar las mejores decisiones:

Cinco reglas si decides comer carne

1. Elige carne orgánica o de libre pastoreo. Son más caras, pero están libres de antibióticos, hormonas y pesticidas.
2. Evita todas las carnes procesadas. Estas son las carnes que la Organización Mundial de la Salud ha comprobado que causan enfermedades como cáncer.

* La colina es un nutriente que se encuentra en muchos alimentos. El cerebro y el sistema nervioso la necesitan para regular la memoria y el estado de ánimo, para el control muscular y otras funciones. También es necesaria para la formación de las membranas que envuelven las células del organismo.

3. Prepara tu carne de manera correcta. La manera de preparar la carne es clave para una buena salud. Temperaturas altas como las que se usan al freír, ahumar o empanizar producen compuestos tóxicos dañinos para tu salud. Prefiere otro tipo de preparaciones como, por ejemplo, hornear o hervir.

4. Llena tu plato con 75% de vegetales y utiliza la carne como condimento, no como el alimento principal.

5. Agrega aceite de oliva extra virgen crudo a tu carne cocida para disminuir y neutralizar los efectos de la grasa saturada.

Una dieta basada en frutas altas en fibra y llenas de color, verduras, carne de libre pastoreo, nada de carbohidratos y azúcares refinados traerá consigo menos inflamación, una mejoría en la salud cardiovascular y mejores niveles de colesterol, glucosa y presión arterial.

Consumas o no carne, siempre procura llevar una dieta antiinflamatoria alta en fibra y grasas buenas ricas en omegas (como pescados, aceite de oliva, aguacate, nueces y almendras), toma probióticos, incluye verduras y frutos rojos ricos en antioxidantes, evita alimentos con un alto índice glucémico, elimina azúcares y alimentos procesados, ejercítate, duerme y relájate.

Disparador #6. *Soya: gran aliada o potencial enemiga*

La soya ha sido un elemento básico en las dietas vegetarianas y los programas de alimentación saludables durante muchos años, así como un ingrediente clave en la cocina asiática. Sin embargo, este alimento de origen vegetal ha ocasionado mucha polémica en los últimos años. Algunos estudios parecen sugerir que contribuye al cáncer de mama, mientras que otros afirman que comer alimentos de soya en la infancia y la adolescencia te puede proteger contra el mismo. En otros estudios podemos encontrar que la soya es un veneno para la tiroides, pero nuevas investigaciones afirman que no tiene efectos negativos en la función tiroidea ni en los niveles hormonales. Con todos estos mensajes contradictorios, ¿qué se supone que debemos creer?

La soya no es tan buena como dicen muchos, ni tan mala como afirman otros. Pero existen ciertas pautas que se deben recordar al elegir alimentos con soya.

Esta leguminosa es naturalmente resistente a las enzimas digestivas producidas por el páncreas, lo que produce compuestos que inhiben la capacidad de la enzima pancreática tripsina de descomponer las proteínas. Hoy en día se ha descubierto que casi toda la soya está modificada genéticamente y contiene una mayor cantidad de estos inhibidores pancreáticos, lo que la vuelve más difícil de digerir.

Lo más importante es que la soya debe de ser orgánica (90% de la soya cultivada en Estados Unidos es transgénica o procesada) y fermentada, ya que este proceso la hace más digerible. Además, la fermentación le agrega nutrientes adicionales y probióticos (bacterias "buenas"). La soya fermentada la encuentras en tempeh, tofu, leche de soya, Liquid Aminos y edamame. Evita la soya procesada: aislados de proteína de soya y concentrados, alimentos de soya genéticamente modificados (GMO), suplementos de soya, aceites, quesos, helados, salsas y hamburguesas de soya.

Incluye en tu dieta alimentos con bajo índice glucémico, como el edamame, para ayudar a equilibrar los niveles de azúcar en sangre.

La soya es muy rica en magnesio, mineral responsable de más de 300 reacciones enzimáticas en el cuerpo, y ayuda a evitar la rigidez muscular, calambres, estreñimiento, dolor de cabeza y articulaciones. Puede mejorar el equilibrio hormonal, reducir los niveles tóxicos de testosterona y minimizar los síntomas del síndrome premenstrual al incluir alimentos de soya fermentados. A pesar de las creencias comunes, la soya no tiene un impacto significativo en la función tiroidea.

No obstante, a pesar de sus beneficios, la soya no le cae bien a todo mundo. Si crees que eres sensible a la soya, intenta eliminarla por una o dos semanas y después reintégrala a tu alimentación. Ve cómo resulta, y si te sientes mejor sin la soya, intenta eliminarla por un periodo más prolongado (hasta 12 semanas) o mantente alejado de ella.

La forma más común de consumirla es en leche de soya, edamame, tofu y en sus formas fermentadas, como tempeh, miso y tamari. Actualmente, a lo que tenemos acceso son productos elaborados y altamente procesados a base de soya (como la leche de soya líquida, los helados de soya o las carnes de soya que contienen gluten). El consumo desmesurado de este ingrediente está provocando hipersensibilidad y aparición de nuevas alergias entre la población. Además, el de soya es uno de los cultivos más transgénicos del planeta, por lo que debemos optar siempre por su versión orgánica.

Comemos demasiada soya procesada (y alimentos procesados en general). Es importante ir haciendo cambios en la alimentación y preferir fuentes más naturales y orgánicas. Piensa en tu intestino como un jardín: si lo alimentas con los nutrientes adecuados, este crecerá y florecerá. Si lo llenas de alimentos chatarra, crecerá únicamente la mala hierba, lo que es indeseable. ¡Atrévete a hacer cambios y a llevar un estilo de vida más saludable!

Disparador #7. *Alcohol*

El alcohol inhibe una buena desintoxicación, es inflamatorio e interfiere con la función del hígado. El hígado elimina el alcohol generando toxinas que debilitan el sistema inmunológico y causando inflamación. El alcohol también suprime el sueño REM y altera tu rendimiento mental. Su consumo es un factor relevante que contribuye a una menor expectativa de vida y aumenta el riesgo de condiciones relacionadas con el envejecimiento, como el cáncer y las enfermedades cardiovasculares y hepáticas.*

* Véase Bishehsari, F., *et al.*

Además, contiene azúcar y alimenta levaduras y bacterias peligrosas que entran a tu intestino, causando deterioro intestinal y modificando tu microbiota igual que una dieta rica en azúcares y harinas refinadas. Esto genera un intestino permeable y disbiosis. Al eliminar el alcohol de tu dieta te vas a sentir muy bien en pocas semanas, no solo por la ausencia de esta sustancia estimulante que irrumpe tu sueño y a veces es usado en exceso como un antidepresivo en tu vida, sino porque estás eliminando la inflamación y cambiando la microbiota de tu intestino, un paso crítico para mantenerte saludable.

Si crees que bebes alcohol de más y quieres trabajar en mejorar tu salud, lo mejor es la abstinencia. Establece un periodo en el que dejarás el alcohol y busca bebidas alternativas y actividades para llenar los momentos en los que normalmente te tomarías una copa de vino o un tequila como una forma de relajación. Mucha gente bebe una copa de vino antes de dormir, ya que la asocia con un descanso más relajado. Debes romper con ese hábito y buscar otra forma de relajarte, como recurrir a la meditación antes de dormir.

Te recomiendo que en la Fase 3: Reseteo incluyas esporádicamente una a dos copas de vino tinto rico en antioxidantes, conocidos como polifenoles, particularmente el Pinot Noir, el más rico en resveratrol, que ayuda a la salud cardiovascular; sin embargo, necesitarías tomar entre 8 y 10 botellas de vino para cubrir la dosis adecuada de 400 mg de resveratrol que contiene una cápsula en forma de suplemento.

Disparador #8. *Maíz*

Las aflatoxinas son un grupo de sustancias producidas por ciertos mohos, como los *Aspergillus flavus* y *Aspergillus parasiticus*; estos hongos pueden reconocerse por su color verde olivo o gris verdoso, respectivamente. Se presentan sobre los granos de maíz, ya sea en el campo o al almacenarlos. Son potentes mutágenos y cancerígenos de alimentos, y la exposición del hombre a ellos es cada día mayor. A pesar de que las aflatoxinas no son producidas de manera automática, cada vez que se presenta el moho en el grano de maíz, el riesgo de contaminación por estas toxinas es mayor.

El cultivo transgénico es aquel cuyo material genético se modifica, es decir, a la planta se le insertan genes procedentes de otros organismos para otorgarle características que no posee de manera natural. El consumo de maíz transgénico eleva el riesgo de padecer cáncer, malformaciones congénitas y abortos espontáneos, por lo que su uso debe ser prohibido, afirmó Emmanuel González-Ortega, académico del Instituto de Ecología de la UNAM.

En México, a pesar de que en 2009 se aprobaron las siembras experimentales de maíz transgénico, el rechazo a esta tecnología entre campesinos, consumidores y científicos independientes es creciente. El maíz es uno de los tres cultivos fundamentales para la seguridad alimentaria mundial, al lado del arroz y el trigo. Además, México es la cuna del maíz, es decir, todas las variedades de ese grano que se consumen en todo el mundo tienen su sustento en las especies y variedades mexicanas. Tenemos la responsabilidad de cuidar este importante patrimonio biológico de la humanidad.

Disparador #9. *Azúcar: el verdadero villano de la salud*

No nos queda duda de que el verdadero villano de la historia alimentaria es el azúcar, lo comprobamos con el incremento en obesidad, diabetes tipo 2 y problemas de corazón. A todas estas patologías las podemos llamar *diabesidad* (obesidad + diabetes), término acuñado por el doctor Mark Hyman.

Existen dos tipos de azúcares: naturales y añadidos. Los naturales son aquellos que se encuentran en un alimento fresco, como la lactosa de la leche y la fructosa de las frutas y verduras. Los añadidos son aquellos que no son propios de un alimento y se agregan en el proceso de elaboración.

También tenemos los azúcares naturales en los jarabes o miel de agave, que, aunque puedan parecer "más saludables" que el azúcar convencional, tienen el mismo efecto en nuestro organismo. A diferencia de los azúcares naturales, los "añadidos" sí deben preocuparnos, ya que son poco saludables: nos proporcionan mucha energía, sin aportar la cantidad de nutrientes específicos necesarios.

Actualmente, la mayoría del azúcar que se consume proviene de alimentos y bebidas procesadas con un bajo valor nutrimental. A estos productos se les agregan azúcares, además de los que contienen naturalmente. ¿Es el azúcar verdaderamente tan malo como se dice? Cuando hablamos de azúcar añadida, la respuesta a esta pregunta es un indudable sí.

El exceso de calorías, procedentes ya sea de frutas o de galletas, se almacena en forma de grasa. Si eres una persona activa y deportista, probablemente utilizarás esas calorías como energía, pero si eres una persona sedentaria, o con baja actividad física, y consumes azúcar durante el día en cualquiera de sus formas, tu cuerpo la convertirá en grasa que se almacenará alrededor de tu cintura, lo que dará como resultado el tipo de cuerpo de manzana, el más peligroso, debido a que en esa región tenemos órganos vitales, como hígado, páncreas y corazón, lo que causa inflamación, hipertensión, diabetes, resistencia a la insulina y muchas otras enfermedades. Cuando sus concentraciones aumentan en la sangre, el azúcar suele pegarse a algunas proteínas como la hemoglobina, lo que conduce a un cambio en su forma y provoca que las células inmunitarias ya no la reconozcan como una célula normal y no dañina: se verá como una célula extraña, invasora, que generará inflamación y algunos síntomas como dolores de cabeza, erupciones en piel, fatiga, entre otros.

El exceso de azúcar se "pega" a los aminoácidos presentes en colágeno y elastina, lo que da lugar al envejecimiento prematuro, a las arrugas e incluso a la aparición del acné. En palabras más sencillas, el azúcar literalmente envejece tu piel y otros órganos.

Al mismo tiempo, un consumo elevado de azúcares aumenta la permeabilidad intestinal, así como la sensibilidad e intolerancia a ciertos alimentos. Esto quiere decir que el azúcar afecta tu intestino. Un exceso de azúcar en la dieta provoca cambios en tu flora intestinal, el crecimiento de las levaduras y un intestino permeable. Ponerle un alto al consumo excesivo de azúcares en la dieta es clave para sanar el intestino.

El dulce estimula en nuestro cerebro los receptores de placer, como la dopamina, por lo tanto, estimula de la misma forma que drogas como la morfina y la heroína, las cuales nos hace sentir bien temporalmente. Cuando ese sentimiento se acaba, queremos más y más, y así se establece la adicción.

Aunque no te consideres adicto a los dulces, aunque no escondas los chocolates para comerlos a solas, o aunque no te comas la mitad de la bolsa de dulces que tu hijo recolectó en la última fiesta de cumpleaños, es posible que seas adicto al azúcar. Esta adicción depende de qué tipo de azúcar acostumbres comer. Debemos tener en cuenta que, si lo que te preocupa es la cantidad de calorías que comes en el día, tomar productos *light* o endulzantes artificiales no es la solución.

La adicción al azúcar es difícil de controlar, aún más que a otras sustancias, porque hay muchas personas que la niegan o la ignoran. Al hablar de azúcar, no solo nos referimos al azúcar blanca, sino también a varios carbohidratos de tu dieta, los cuales terminan metabolizados en azúcar. Así, tenemos que en tu adicción al azúcar también se contempla el consumo de salsa cátsup, galletas, pizza, vinagretas, postres, panecillos, pasteles, salsa de tomate para pastas, leche de soya, embutidos, bebidas sabor a chocolate, uvas pasas, jugos, granola, pan, pastas, entre otros.

Existen más de cien nombres de endulzantes que evitan llamarse azúcar, pero que lo son; entre ellos están: néctar de agave, fructosa, sirope de maíz, azúcar mascabada, caramelo, dextrosa, jarabe de maíz de alta fructosa, maltosa, lactosa, néctares, sirope de fruta, galactosa, glucosa, manitol. No te dejes engañar por nombres que suenan más "naturales". Endulzantes como "jugo de fruta", "jugo de caña" y demás siguen siendo azúcares.

Estudios han encontrado que los endulzantes artificiales como el aspartame pueden inducir el apetito, incrementar el antojo por los hidratos de carbono y estimular el almacenamiento de grasa y el aumento de peso. El uso frecuente de edulcorantes estimula nuestra necesidad de azúcar. Por esto se recomienda que su consumo sea moderado y preferir los que no contienen aspartame ni sacarosa, de preferencia la hoja de estevia.

Los azúcares que hay que evitar son: jarabe de agave, sirope de arroz, jarabe de maíz, dextrosa, de caña, fructosa pura, de malta, miel de abeja, miel de maple, maltodextrina, maltosa y sucralosa. Ciertos endulcorantes como la sucralosa y el aspartame modifican la microbiota intestinal. La sucralosa aumenta la actividad de la mieloperoxidasa, un marcador de inflamación.

La mejor y más saludable opción para sustituir el azúcar es la estevia 100% natural, que puedes encontrar en polvo o en líquido. Otras opciones son el azúcar de coco, la fruta del monje (*monk fruit*), una pequeña cantidad en frutas secas (como el dátil y los higos), el eritritol, el xilitol (pero no en exceso, porque puede producir inflamación, gases o diarrea) y la alulosa para postres.

En el caso de las frutas, consumirlas enteras en lugar de su jugo es una muy buena opción para evitar incorporar demasiados azúcares a nuestra dieta. De esta manera, también podemos aprovechar en mayor medida los nutrientes, como la fibra, las vitaminas y los minerales. Este último componente es muy importante para nuestro organismo y, además, nos aporta mayor sensación de saciedad. La mayor parte de la ingesta de carbohidratos debe provenir de carbohidratos complejos (almidones) y azúcares naturales, en lugar de azúcares procesados o refinados.

Una persona con una dieta de 2000 calorías debería consumir máximo 25 gramos de azúcar al día, lo que equivale, aproximadamente, a menos de cinco cucharaditas cafeteras.

La solución más sencilla para reducir el consumo de azúcar y mejorar tu salud es comer todo aquello que viene de su fuente. Evita lo empaquetado. Prepara tus comidas en casa y sortea en lo más posible los alimentos procesados. Consumir buenas fuentes de proteína, grasa y fibra te ayudará con los antojos de azúcar.

No esperes una cura para la diabetes, mejor cuida tu alimentación. Lleva una dieta antiinflamatoria alta en fibra, grasas buenas (como pescados, aceite de oliva, aguacate, nueces y almendras), toma probióticos, incluye verduras y frutos rojos, evita alimentos con un alto índice glucémico, elimina azúcares y alimentos procesados, ejercítate, duerme y relájate.

Organiza tu semana, tu alacena y tu refrigerador

Ahora que hay espacio en tu cocina por todo lo que sacaste, es el momento de llenarlo con alimentos que sean buenos para tu cuerpo. Estoy hablando, por supuesto, de empezar principalmente con frutas y verduras. Pero si no puedes ir al mercado orgánico todos los días, ¿cómo aterrizar las buenas intenciones?

La respuesta es sencilla: planeación. El tiempo es tu recurso más valioso, hay que respetarlo y aprovecharlo. Empieza por preparar una lista de todos los alimentos que sí quieres en tu casa, además de los perecederos, como frutas, verduras y hierbas. Piensa en granos, como quinoa y amaranto; en aceites que dan mucho sabor, como aceite de oliva y de ajonjolí; mostaza de Dijon, especias y chiles secos. Hay algunos ingredientes que encuentras en supermercados un poco más especializados, vale la pena buscarlos; estos son las cremas de semillas, como la de almendra o el tahini (una salsa a base de ajonjolí), que son un gran recurso para complementar.

Considera tener siempre en la alacena alternativas a los lácteos, como bebidas de almendra, macadamia y arroz; quesos veganos hechos a base de nuez o coco, y, cuando la alimentación lo permita, queso de cabra y feta. La crema de coco es un buen recurso para darle consistencia a las sopas, salsas y curris. Revisa muy bien en la etiqueta que no esté endulzada.

Los pescados y mariscos en conserva son un gran apoyo. Elige los de mejor calidad y compra variedad, como sardinas, boquerones, arenque en vinagre, anchoas y pulpo en escabeche. Son excelentes para complementar una ensalada rápida para llevar al trabajo o para una cena ligera.

No compres aderezos preparados; mejor ten siempre vinagres y aceites que puedas combinar en pequeñas cantidades, o conserva en un frasco vinagreta hecha en casa lista para usarla. Cuidado con algunos vinagres balsámicos que tienen alto contenido de azúcares.

Aprovecha las aceitunas como un gran aliado para añadir mucho sabor: picadas con un poco de jitomate ya hacen una salsa deliciosa para pescado o pollo; molidas con vinagreta crean un aderezo sensacional; en rebanadas visten de gala cualquier ensalada. Con solo unas pocas obtendrás mucho sabor; además, solas son excelentes como colación.

Planea tus menús

No se trata de tener una guía estricta, pero sí es muy útil planear lo que vas a comer durante la semana. El primer paso es partir de la proteína principal, ya sea pollo, pavo, pescado, mariscos y, solo ocasionalmente, carnes rojas.

Una vez que hayas dividido los días, piensa en los complementos, como las verduras y los granos. Piensa en las frutas que usarás para los licuados y considera muchas hojas frescas, como espinacas, acelgas, arúgula, berza o kale y lechuga, según tu cuerpo las tolere.

Los complementos o guarniciones son la forma más sencilla de incluir muchas verduras que completarán tu comida y te harán sentir satisfecho por más horas. Para dar variedad a los desayunos, piensa en pechuga de pavo sin ahumar, pollo deshebrado, trucha, sardina, licuados, guisados de verduras con frijoles, y no solo en el huevo. Considera también, en caso de tener sobras, no servirlas de la misma manera. Si un día te sobró col salteada, incorpórala al día siguiente al caldo para hacer una sopa. Si sobra coliflor o brócoli horneados, pícalos finamente y combínalos con vinagreta para una rica ensalada, o añádeles quinoa cocida para hacer un tazón. Si tienes por ahí cubitos de pollo o salmón cocido, puedes hacer una comida completa.

Lo más importante es siempre tener variedad. La manera más fácil de regresar a los malos hábitos es seguir una alimentación monótona.

Algunas preparaciones básicas para tener siempre a la mano

Es curioso cómo se ha estudiado la importancia que tiene un buen caldo para la alimentación. Los caldos son la base de la cocina tradicional europea. Planea, al menos una vez por semana, preparar un caldo de hueso de cocción lenta.

Una opción simple es cocer un pollo entero, de preferencia orgánico, a fuego muy bajo, con ingredientes aromáticos, como poro, cebolla, apio, ajo, hierbas de olor y granos de pimienta. Al terminar tendrás un caldo que servirá como base para las sopas de la semana y pollo para deshebrar, que es muy útil tener a la mano para cualquier preparación. Para darle una profundidad adicional de sabor, corta el pollo en piezas y dóralas, sin que se cuezan a fondo, antes de agregarlo en una olla con el resto de los ingredientes.

Si preparas caldo con pescado, contrario al de pollo o res, este no debe hervir más de 45 minutos. Utiliza menos agua para lograr un sabor concentrado.

Una vez que definiste las proteínas principales, ten a la mano, además de tu caldo, algunas preparaciones que las complementen y sean intercambiables. Todas estas se pueden congelar fácilmente y combinan muy bien con pollo, pescado y mariscos. Algunos ejemplos son salsa verde, salsa verde con morita o chipotle, salsa de jitomate, adobo a base de jitomate y chile guajillo, salsa de achiote, pesto sin queso parmesano, salsa de chile poblano con caldo (sin crema o con crema de coco) y salsa de curry. A cualquiera de las anteriores, añádele la proteína que elijas y verduras: crearás un plato completo.

Con estas herramientas te será más sencillo planear y poner en práctica los principios que has aprendido. Piensa también que al cocinar tus alimentos controlas todos los ingredientes, su calidad y sus costos. Cocinar en sí es un acto de amor que debe empezar contigo mismo y compartirse con quienes más quieres.

Las herramientas adecuadas

Para facilitar el trabajo en la cocina, siempre es necesario contar con las herramientas adecuadas. No necesitas invertir mucho dinero, simplemente tener algunos utensilios básicos.

- **Cacerolas y sartenes.** Primero que nada, es el momento de tirar a la basura esos viejos sartenes de teflón. Esto es muy importante, ya que, si tienen el menor rayón, se desprenderá el recubrimiento, sobre todo, cuando es teflón alto en aluminio, el cual terminará en tu comida. No necesitas invertir mucho dinero en un sartén de teflón caro; es mejor uno más sencillo, de acero inoxidable. Para saltear o cocinar lo que haces con ese tipo de sartenes, lo mejor es un sartén de fierro fundido que vayas curando con el tiempo, y que también se puede meter al horno. Con el tiempo desarrolla una superficie a la que no se pega nada y es mucho más sano. Otra herramienta indispensable, también de hierro fundido, es una plancha, ya sea rayada o lisa. Es lo mejor para cocinar verduras, carne roja o pescado. Les da un sabor genial y, conforme se va curando, casi no necesita grasa. Si inviertes en una herramienta para tu cocina, que sea en una buena plancha. En el caso de las cacerolas y sartenes, el mejor material es acero inoxidable grueso. Las que tienen recubrimiento cerámico con el tiempo se despostillan; a menos que sean estilo europeo, que tienen corazón de hierro fundido y son ideales para cocinar. Las de aluminio reaccionan con los alimentos ácidos, deséchalas.

Y para cocer al vapor lo mejor son las canastas de bambú de varios pisos que venden en tiendas orientales. Cómpralas del tamaño de una de tus cacerolas. Duran años y puedes cocinar muchos alimentos al mismo tiempo.

- **Cuchillos.** Siempre vale la pena invertir en un buen juego de cuchillos de acero inoxidable. Si se mantienen bien afilados, el trabajo de preparación será mucho más rápido. Necesitas solo tres en realidad: uno grande para picar, uno chico para trabajos más delicados, y uno con sierra para frutas.

- **Tablas para cortar.** Es muy importante que, si tienes tablas de plástico, las renueves cuando tengan muchos cortes marcados. Se deben lavar y desinfectar con cloro para evitar contaminación. De preferencia, ten una de diferente color para carnes rojas, pescados y mariscos, otra para frutas y otra para verduras, así evitarás transferir sabores y la contaminación cruzada.

- **Charolas para horno.** Una gran forma de preparar verduras y comidas completas es en charolas al horno. Consigue charolas gruesas, con borde de 2 centímetros, y si tienen recubrimiento antiadherente, cuídalas mucho para que no se rayen. Son una gran herramienta para simplificar. También puede tener la misma función un buen juego de refractarios.

- **Ralladores.** También se conocen como *zester*. Los mejores son los largos con perforaciones pequeñas porque son muy afilados. Prueba un poco de ralladura de limón amarillo o naranja sobre una pechuga o pescado asados o al vapor, y sorpréndete con su sabor. Sirven también para rallar ajo y jengibre. Piensa siempre que esos pequeños toques le dan variedad a tu comida de todos los días.

- **Licuadora.** Úsala principalmente para hacer licuados tersos. Por su utilidad para otras preparaciones, vale la pena invertir en una licuadora de buena calidad. Para preparar sopas y salsas a base de verduras, el resultado es inmejorable, no extrañarás agregar crema. Inclusive, hay algunas con suficiente poder para hacer cremas de semillas, lo cual es un gran ahorro. Te recomiendo también un buen extractor para tus jugos.

- **Recipientes.** Son tus mejores aliados para organizar. El problema con los recipientes de plástico es que absorben olores y con las temperaturas altas se desprenden sustancias que no queremos que contaminen nuestros alimentos. Lo ideal son los recipientes de vidrio. En el mercado hay muchas opciones con cubiertas de plástico que son relativamente accesibles. Compra la mayor variedad posible de tamaños. Si usas bolsas para congelar, procura que sean gruesas, y si las lavas y desinfectas con cloro, se pueden reusar. Nunca calientes nada en ellas. ¡Fuera todo lo que no necesitas!

Métodos de preparación de los alimentos

Métodos de cocción

Los métodos de cocción definitivamente afectan el contenido nutricional de los alimentos. Muchos los hacen más digeribles, lo que ayuda a una mejor absorción, pero también puedes correr el riesgo de afectar las vitaminas y minerales. Piensa que algunas vitaminas se disuelven en agua, mientras que otras en grasas, y que, en el caso de las verduras, si se cuecen de más, perderán muchos nutrientes.

Con calor seco

- **Saltear.** Esto es cocinar en un sartén, generalmente con poca grasa. Lo mejor es usar ghee o aceite de coco, apenas para cubrir la base del sartén. Es mejor usar fuego alto para una cocción rápida. Complementa los alimentos con aromáticos.
- **Hornear y rostizar.** En este método se usa el aire caliente de un horno para cocinar. Es una cocción muy pareja, pero toma tiempo. Es perfecto para preparar alimentos completos en una sola charola.

Simplemente coloca pollo cortado en piezas pequeñas, pescado o verduras, tal vez un poco de algún cereal cocido como quinoa. Hornéalo todo junto y olvídate hasta el momento de servir. El rostizado se hace a fuego más alto y es ideal para preparar verduras con un poco de grasa, sal y pimienta. Es delicioso para camote amarillo, coliflor, pimientos, calabacitas y berenjenas. Estas verduras horneadas se conservan hasta una semana en refrigeración y son deliciosas en ensaladas o combinadas con granos o leguminosas, según la etapa de alimentación en la que te encuentres.

Con calor húmedo

Es una gran forma de transmitir sabor, pero también hay que cuidar los tiempos para no perder vitaminas.

- **Al vapor.** Es ideal para conservar tanto minerales como vitaminas. Sobre todo, en caso de las verduras verdes, quedan con un color brillante, y si cuidas los tiempos, conservan bien el sabor y la textura. Si cocinas pescado al vapor, te recomiendo utilizar cítricos o especias para aromatizar. Colocando el pescado en un plato en la vaporera puedes añadirle saborizantes como hierbas, rebanadas de cítricos o especias, y se formará ahí mismo una deliciosa salsa ligera.
- **Cocer.** Consiste en sumergir los alimentos en algún líquido. Es perfecto para agregar sabor si usas como base un caldo de verduras o de huesos. Puedes usar también puré de jitomate o salsa verde.
- **Blanquear.** Es muy similar a cocer, solo que en este caso utilizas agua hirviendo con sal. Dejas cocer los alimentos unos minutos y luego detienes la cocción con agua con hielo. Esta técnica es muy recomendada para preparar alimentos y conservarlos en refrigeración hasta que los vayas a utilizar, especialmente verduras como brócoli, ejotes, espárragos y chícharos. Adicionalmente, es una de las mejores formas de conservar las propiedades de

los alimentos. Si preparas así las verduras, después las puedes servir en frío o calentarlas salteando rápidamente.

Congelación

El congelador es un gran aliado para la preparación de alimentos si lo administramos bien. Igualmente, las verduras congeladas que se venden en los supermercados, aunque no son ideales, son un excelente recurso. Hay que pensar que se cosechan y procesan en su mejor temporada, por lo que, si se han conservado en buenas condiciones, tienen todavía muchas de sus propiedades. Revisa que las bolsas no tengan demasiado hielo o líquido que muestre que en el camino se congelaron y descongelaron.

En el caso de frutas frescas como fresas, moras, mango o plátano, congélalos en una charola hasta que los sientas firmes y vacíalos en recipientes. Congela también en porciones individuales carnes rojas y pescados para tener siempre algo listo que puedas preparar rápidamente.

Al empacar los alimentos para congelar, recuerda que el principal enemigo es el aire que llega a estar en contacto con ellos, por lo que lo más importante es aislarlos. No olvides etiquetar todo con fecha y, como regla general, no lo conserves por más de cuatro a seis meses, sobre todos si tiene grasa, como es el caso de la carne.

Fermentación

Los alimentos fermentados han sido parte fundamental de nuestra alimentación a lo largo de la historia. Todos los productos son muy diferentes, pero el hilo común es el mismo proceso básico: microbios, que pueden ser bacterias u hongos, o una combinación de ambos, que rompen las moléculas de los productos. El resultado es que las cadenas de proteínas y de azúcares se fragmentan en piezas simples que perci bimos con mayor sabor y son más fáciles de digerir. Adicionalmente, las bacterias que se desarrollan ayudan a enriquecer a la microbiota intestinal.

Para poder hacer fermentados en casa debemos considerar que existe una línea delgada entre fermentado y contaminado o echado a perder. El objetivo es ser preciso con estas instrucciones básicas para fomentar el crecimiento de los microorganismos benéficos y desalentar el de los dañinos.

La fermentación láctica con sal es un primer acercamiento sencillo. Primero, hay que partir de frutas y verduras orgánicas limpias. Se necesitan contenedores estériles, de preferencia frascos con tapas, que deben haberse hervido durante 10 minutos. Se llenan con los alimentos comprimidos hasta el fondo y se les agrega entre 5% y 8% de su peso en sal. Se cubre con agua hasta el tope vigilando que todo esté sumergido. Para evitar que los alimentos floten recurre a pesos de cerámica que mantienen todo abajo. Se tapa, y se reservan a temperatura ambiente un par de semanas. A partir de entonces hay que probar, pues cada alimento evoluciona de diferente manera. Una vez que está a nuestro gusto, se conserva en refrigeración.

Algunos productos que funcionan muy bien con este método son ejotes, pepinillos, rábanos, hongos y col. Para hacer una preparación estilo kimchi, se untan las verduras con gochujang (pasta de chile), especias, curry, jengibre o ajo, y después se agrega sal en una proporción de 5 por ciento.

Capítulo 9

Tu poder interior

El día que una de mis pacientes, a quien llamaré Karina, vino a verme a mi consultorio, llegó desconsolada porque ya había perdido toda esperanza. Llevaba 10 años luchando con su peso, haciendo prácticamente todo tipo de dietas, tomando pastillas y visitando infinidad de clínicas de belleza que le prometían reducir tallas en cuestión de días. Hasta consideró alguna vez hacerse la operación para achicar su estómago con la banda gástrica. Karina, de tan solo 27 años, era miserable porque estaba en pleito constante con la comida y con su aspecto físico.

Pero Karina no está sola en esta pelea con la comida y la imagen. La realidad es que nuestra cultura ha creado cánones de belleza que erróneamente se consideran ideales, y que en muchos casos nada tienen que ver con una imagen corporal sana. Nos han manipulado para aceptar el cuerpo de mujeres y hombres que habitan las redes sociales, las revistas, los anuncios de moda y las películas. Gracias a esto, nuestro cuerpo se ha convertido en un campo de batalla entre la presión por agradar a los demás y nuestra fuerza de voluntad. Generalmente nuestro cuerpo no se parece en absoluto a la imagen que hemos distorsionado mentalmente de nosotros mismos.

Mi costumbre es, antes que nada, escuchar con profunda atención cada una de las inquietudes de mis pacientes. Sé que la respuesta la tienen ellos mismos al expresarse y transmitirme los detalles de su lucha recorrida. Recuerdo que Karina lo que más se cuestionaba era: ¿por qué el plan alimenticio que llevo no funciona?, ¿por qué hago ejercicio y mis muslos no adelgazan?, ¿por qué recuperé tan pronto todo el peso perdido?

Lo que más necesitaba Karina no era adelgazar. Ella, sin siquiera saberlo, vino conmigo por la necesidad primordial que tenía de recuperar su relación sana y amigable con los alimentos, de restablecer su autoestima, su salud, su vitalidad y, sobre todo, su bienestar. De esa forma, ella bajaría de peso.

La autocompasión

Lo primero que hago en una consulta es concientizar a mis pacientes de que no tienen que quedar bien con los demás cuando se trata de su imagen corporal. El primer paso para una vida sana, tanto física como emocional, es dejar de compararse, así como practicar la aceptación personal. Por ello referí a Karina con una psicóloga, quien se encarga de trabajar los aspectos de imagen corporal.

¿Te tratas tan bien como a tus amigos y familia? Esta pregunta es el punto de partida para una nueva práctica de la psicología en franco crecimiento llamada autocompasión: qué tan amables somos con nosotros mismos. Aceptar nuestras imperfecciones puede ser el primer paso para lograr una mejor salud. Las personas que obtienen una buena calificación en los cuestionarios de cómo perciben su propia imagen sufren menos depresión y ansiedad, además de ser más felices y optimistas. Por lo tanto, la autocompasión puede influir en la cantidad de alimentos que comemos y ayudarnos a bajar de peso.

Comúnmente uno cree que la autocrítica es la que nos mantiene en forma. Nuestra cultura dice que ser duros con nosotros mismos es lo correcto. Pero yo creo todo lo contrario: ser compasivos con nosotros mismos nos lleva a desarrollar la motivación necesaria. La autocrítica, por el contrario, nos lleva directo a la negatividad y a una baja autoestima.

Así que, antes de empezar cualquier régimen alimenticio, primero sé gentil contigo, deja la dureza atrás y, sobre todo, la rigidez. Al estar frente a tus alimentos, come despacio, mastica de una forma consciente y presente, en contacto con lo que tu cuerpo siente.

Enfócate en lo importante

El siguiente paso para trabajar con Karina fue quitar la atención de las calorías y de su peso. La angustia de ver si bajaba era un tema que le causaba mucho estrés. Por ello llevamos a cabo un plan de acción en donde pusimos metas semanales, actividades de motivación y ejercicios para que trabajara la visión de sí misma. Le recomendé diversas lecturas, entre ellas mi primera publicación, *Secretos para mantenerte delgado y sano,* y el libro *Body Respect,* de Linda Bacon y Lucy Aphramor, sustentado en el movimiento e investigaciones de HAES (*Health at Every Size,* que se traduce como "Salud en todas las tallas"), que promueve un cambio de atención a la salud, en vez de enfocarnos en las tallas. Otros libros que yo recomiendo son *Cuando la comida es más que comida* y *No más dietas,* ambos de Geneen Roth, y *¿Qué carajos debo comer?,* de Mark Hyman, entre otros.

Aliméntate para nutrir el alma

La comida debe hacerte sentir bien por dentro y por fuera. Comer sano es cultivar el amor hacia nosotros mismos y elegir estar en equilibrio con una alimentación gentil, balanceada e intuitiva. Karina tenía la tarea de anotar la emoción con la que iniciaba y terminaba sus comidas, y hacer una lista de aquellos alimentos que le daban temor, y otra de los alimentos que le provocan ansiedad y compulsión. Poco a poco fuimos integrando lo positivo a su dieta habitual, quitando la atención de las calorías y, sobre todo, de la pérdida de peso, y nos enfocamos, más bien, en sanar su cuerpo, porque en realidad debemos eliminar la aprensión a la comida.

A veces creemos que a través del miedo podemos controlar lo que comemos, pero lo que sucede es que no nos gusta sentir hambre y creamos miedos alrededor de la comida. Desafortunadamente, muchas personas aún necesitan la culpa y el miedo para detener sus impulsos o, de lo contrario, se convierten en comedores compulsivos y no pueden contenerse. Creemos que necesitamos de estas emociones como cinturón de castidad y solo manteniéndolas logramos detener el impulso. Pero cultivar el miedo nunca será una solución sana y permanente. En su lugar, lo que necesitamos es cambiar estas emociones por amor al cuerpo y a nosotros mismos. Desarrollar la intuición de comer lo que nos hace bien y detenernos cuando estemos cómodamente satisfechos es saber que siempre tenemos permiso de comer con conciencia, de compartir un postre, de darnos algún antojo y de que podemos regresar en la siguiente comida a nuestro método saludable y no solo seguir un dieta. Una mala comida no arruina el día. Una mala comida no es el fin del mundo, siempre podemos regresar, reparar y regenerar nuestro cuerpo con conciencia y no con culpa ni miedo.

Los hábitos y la elección de nuestros alimentos todos los días juegan un rol importantísimo en la calidad de vida, así como en el mantenimiento de nuestra salud y en el antienvejecimiento.

¿Tengo hambre o ansiedad?

La mayoría de las veces comemos en respuesta a nuestra mente, alimentando nuestro cuerpo sin consultarlo y sin tomar en cuenta qué es lo que le damos para nutrirlo. El problema es que, sin querer, estamos programados para comer cuando celebramos o cuando estamos tristes.

Nos refugiamos en los alimentos si estamos enojados para no expresar nuestra ira, y si estamos enamorados, utilizamos la comida como forma de conexión. Por estas razones, una de las principales tareas de Karina fue identificar si realmente estaba fisiológicamente hambrienta o si simplemente tenía hambre emocional, quizá hasta ansiedad.

¿Cómo distinguir entre hambre y ansiedad?

Es muy sencillo: la ansiedad no se siente en el estómago, sino en la garganta o en la mandíbula cuando comienzas a salivar. Por ejemplo, esto sucede cuando al terminar de comer ya no tienes hambre, pero piensas en un postre, o cuando pasa una hora después de comer y tu cuerpo te pide algo dulce. Eso no es hambre, y para combatir esa especie de antojo conscientemente puedes tomar un té caliente con leche de coco o de avena o de quinoa, una fruta o alguna opción saludable.

También es muy importante enseñar a tu cerebro que no siempre tienes que comer algo dulce, y para ello hay que cambiar tu atención ocupándote en algo. Por ejemplo, salir a caminar o ponerte a crear algo para cambiar el placer por la creatividad y con esto disminuir de inmediato la ansiedad.

Por otro lado, el hambre fisiológica tiene efectos muy reales en el estómago y en el cuerpo. Cuando sientes hambre física, existe una baja de energía, experimentas dolor de cabeza y quizá hasta estarás de mal humor. Aquí es donde debes tener mucho cuidado, ya que cuando sientes mucha hambre física puedes comer de más para compensar estas sensaciones. Para no llegar a este punto hay que empezar a comer con hambre moderada y siempre evitar terminar de comer muy lleno, inflamado o con culpa. Más bien, hay que hacer todo lo contrario: terminar 80% satisfecho, dejando un hueco cómodo para llegar con hambre a la siguiente comida y disfrutarla. No hay peor cosa que llegar a comer sin hambre, por obsesión, compulsión, ansiedad o porque simplemente es la hora de comer.

Comer cuando tienes hambre física implica confiar en la sabiduría de tu organismo. Porque él conoce el peso apropiado y lo que es mejor para ti. Cuando nos damos cuenta de que el hambre física es capaz de ser satisfecha, podemos permitirnos hacer lo mismo con el hambre emocional.

Escucha tu cuerpo

Años de estar a dieta nos enseñan a no confiar en los mensajes de nuestro cuerpo. Así que esta fue otra de las tareas esenciales en el programa de trabajo con Karina: enseñarle a escucharse. Tenemos pánico de escucharnos porque creemos que nos vamos a desbordar, perder el control y comer compulsivamente. Nuestro cuerpo es sabio, se satura fácilmente de esos alimentos vacíos en calidad por la deficiencia en nutrimentos y muy inflamatorios. Y nos pide verduras, una fruta, caldo casero y algo verde con proteínas saludables.

Es curioso, el cuerpo siempre nos está gritando que le demos más de comer y, al mismo tiempo, la mente nos está gritando que debemos cambiarlo y perder más peso. Aprendimos a tratar nuestro cuerpo como un niño mal portado, cuyos deseos deben ser complacidos. Nos juzgamos, nos ridiculizamos, nos atascamos, nos ignoramos, pero, sobre todo, nos torturamos. Lo más importante es tratarnos con respeto y amor, escogiendo los alimentos correctos, aquellos que van a nutrirnos de verdad. En este libro mi intención es apoyarte a mejorar tu relación con la comida para que veas resultados verdaderos y te sientas radiante, con energía, vitalidad y, sobre todo, con una sensación interna y externa de bienestar.

Si nutres tu cuerpo con ingredientes y comida de buena calidad, aumentará tu nivel de energía, tendrás un humor más estable, bajarás de peso de forma permanente sin dañarte, y te sentirás más motivado y energizado para hacer ejercicio. De esta forma mejorarán tus relaciones laborales, personales y familiares.

Cuidado con las dietas

Karina llegó a mi consultorio en Bienesta con el objetivo de empezar una nueva dieta o de buscar algún milagro a toda su desesperanza, pero se encontró con algo mucho mejor: un estilo de vida saludable y permanente. El problema de estar a dieta es que ignoramos nuestra hambre. Comemos lo que dice la dieta sin importar si nos gusta, si nos hace sentir bien y si acaso tenemos hambre. Cuando rompemos la dieta nos sentimos tan eufóricos, que tratamos de compensar comiendo mucho de lo que nunca nos damos permiso y lo hacemos en exceso, de forma compulsiva, sin siquiera sentir hambre.

Dietas y pérdida de peso, el sube y baja del metabolismo

Hoy sabemos que subir y bajar de peso trae consigo serios problemas de salud:

- Crea un proceso inflamatorio peligroso, porque al subir de peso de nuevo el cuerpo se defiende produciendo hormonas inflamatorias que nos predisponen a muchas enfermedades.
- Disminuye el metabolismo: 98% de las personas no lo sostienen, ya que al disminuir el metabolismo aumenta el hambre y el cuerpo regresa al peso habitual (*weight set point*).
- Estar a dieta modifica más de 100 genes y tus bacterias del intestino, los cuales harán que te dé más hambre y más inflamación.
- Perder peso aumenta la carga de toxinas que te hacen engordar. Al deshacerte de la grasa se liberan obesógenos, productos químicos presentes en el medio ambiente y en los alimentos que usamos a diario y que provocan alteraciones metabólicas, lo que conlleva aumentos de peso. Debemos asegurarnos de que estos sean eliminados de forma correcta con un plan de alimentación saludable

y no restrictivo en grasas, vitaminas y antioxidantes, importantes para una óptima desintoxicación.

- Las dietas que restringen las calorías no son sostenibles a largo plazo, pues fomentan los atracones, la baja autoestima y un sentimiento de fracaso y reproche.
- El cuerpo a dieta opera como si estuviera en modo supervivencia, en un periodo de escasez o peligro, lo cual afecta las hormonas que regulan el estrés, el hambre y la saciedad, como el cortisol, la leptina, la grelina y la adiponectina. Estas funcionan inadecuadamente y la señal de saciedad se daña: todo el día tienes hambre y tu cuerpo, en vez de utilizar la grasa almacenada, empieza a guardar más grasa para cuidar esa reserva ante el virtual peligro de hambruna y carencia.

Las dietas excluyen nuestras necesidades emocionales y físicas, asumiendo que no habrá ninguna alteración en cómo nos sentimos con nosotros mismos, con nuestras relaciones y con nuestra vida en general. Excluyen todos los sentimientos, excepto el de que queremos ser delgados cueste lo que cueste, y eso definitivamente no es sano. Nos impiden tomar decisiones asertivas y conectar con nuestras señales internas de hambre y saciedad. Nos enseñaron que eliminar hidratos de carbono puede ayudar a mantener un balance correcto de calorías y bajar de peso (dietas keto, paleo, etcétera), pero esto puede tener efectos adversos en el eje hipotálamo-hipófisis y en el cortisol, afecta la tiroides, el estado de ánimo y produce cambios importantes en la microbiota intestinal. Solo se recomienda en caso de pacientes con algunas enfermedades como, por ejemplo, las autoinmunes.

El objetivo de este libro es que empieces a explorar diferentes alimentos y elimines las creencias de que la comida sana es desagradable o aburrida. No hay nada más alejado de la realidad y estás a punto de comprobarlo por ti mismo. Comemos lo que ciertas figuras de autoridad nos dicen, pero nadie parece ponerse de acuerdo. Cada dieta, cada nutrióloga, cada entrenador y cada médico nos ofrecen sus propios consejos, los cuales resultan frecuentemente contradictorios. "No comas fruta de noche porque engorda", "Di no a los carbohidratos después de las 5 de la tarde", "No comas gluten ni lácteos". ¿A quién nos conviene hacerle caso?

En realidad, lo único que debemos hacer es seguir dietas ricas en alimentos que te aporten verdadera calidad nutrimental y que sean sostenibles en el tiempo. Solo lo que es sostenible funciona y eso es justamente lo que aprenderás a través de este libro.

Tu nuevo mantra

Para Karina era muy importante estar consciente de que por primera vez se encontraba en un proceso de sanación de mediano y largo plazo. Así que era crucial para ella recordar una y otra vez ciertas reglas que le servirían de guía para no perder la motivación. Por ello, le compartí el mantra que ha acompañado a miles de otros pacientes y que ahora comparto contigo. Estas tres frases la ayudaron a ella, así que te sugiero las adoptes y las lleves contigo:

Siempre tengo permiso de comer, pero con hambre y no por ansiedad.

Cada vez que me alimento es una oportunidad para sanar mi cuerpo.

Cada comida es independiente; si comí de más o de forma desequilibrada, siempre puedo reparar y regenerar.

Obsesión por adelgazar

Karina llegó a Bienesta con el objetivo único de bajar de peso, y ese es justamente el enfoque incorrecto de un régimen alimenticio. La prioridad debe ser estar sano y adelgazar tiene que ser la consecuencia de ello. Millones de personas cada año se ponen a dieta no solo para estar en forma, sino por un culto a la delgadez que se convierte en una obsesión insana. Lo irónico es que una actividad que debe ser un beneficio para tu salud, manteniéndote en forma y delgado, termina causando estrés en la mente y en el cuerpo.

El culto a la belleza superficial nos ha llevado a recurrir a la liposucción, el láser, los masajes, los faciales, los tintes, la cremas y los cosméticos de la más alta calidad, y a probar las últimas dietas y métodos de moda pasajeros, como el ultrametabolismo, Omni Diet, HCG, *detox*, Antidieta 2, Duncan, ProLon, paleo, *fast way diet*, keto, polvos como Pronokal o Cambridge. Algunos han llegado a utilizar métodos más invasivos, como ponerse una sonda en la nariz para dejar de comer por una semana y perder cuatro kilos (de los cuales tres son de agua, y uno, de grasa o músculo).

¿Por qué esa obsesión? ¿Por qué no nos podemos sentir bien y a gusto con nuestro cuerpo?

Debemos construir una vida plena que gire alrededor de algo que no sea la comida y las tallas. Y eso es justamente lo que hacemos en Bienesta, y fue la forma en la que acompañamos a Karina en todo este proceso. Creamos un método de salud integral cuyo objetivo principal es desarrollar una relación sana con la comida para estar saludables, delgados y en forma, para toda la vida.

Los alimentos te curan o te enferman, tú decides

Eres lo que comes y, además, debes utilizar la comida como tu medicina.

Parte del proceso fue hacer consciente a Karina de que la comida es más que calorías y nutrimentos. Los alimentos tienen el poder de sanarnos. Apagan y encienden los genes de las enfermedades, por lo que lo mejor que puedes hacer por tu salud es entender cómo funcionan aquellos genes y convertir tus alimentos en combustible sano para lograr desinflamarte y desintoxicarte.

Para llegar a nuestro peso ideal, aumentar nuestra masa muscular o perder grasa hay muchos métodos diferentes, pero todos deben coincidir en que la dieta que sigamos implique un verdadero cambio de hábitos, adherencia y se convierta en un estilo de vida permanente.

Los alimentos pueden incluso ayudarte a modificar tus genes. Sí, leíste bien. La alimentación, la dieta mediterránea en particular, tiene un efecto claramente positivo en la expresión de genes al disminuir la glucosa y el colesterol, y es un claro ejemplo de lo que es la epigénetica, es decir, cómo nosotros con nuestras acciones podemos afectar positivamente nuestro genoma. Este estudio en la secuencia del ADN nos deja ver cómo factores externos como la alimentación, la higiene del sueño, el estrés, la meditación, el alcohol o algunos productos sumamente tóxicos, como el cigarro, el electromagnetismo y los metales pesados, los microorganismos y su relación con la microbiota, influyen positiva o negativamente en la expresión de nuestros genes, es decir, en nuestro genoma.

Existía la idea de que nuestros genes nos determinan, aunque en realidad esto no es tan así. No todas las personas reaccionan a los alimentos o a los medicamentos de la misma manera, y no todas tienen los mismos riesgos de desarrollar una misma enfermedad. A través de nuevos estudios genéticos, se le puede indicar a cada individuo qué dieta tolerará mejor y qué vitaminas y antioxidantes necesita con base en su ADN y su microbioma intestinal. Estos estudios genéticos pueden medir tu tendencia a desarrollar problemas de glucosa, insulina, cortisol y otras hormonas.

Todos estos factores determinan nuestra carga genética, la que nos predispone o no a enfermarnos, aunque siempre podemos transformar dicha predisposición. La bioquímica individual hace que tu cuerpo sea único y también determina tu capacidad de desintoxicación y el peligro de neurotoxicidad que corres, el cual aumenta el riesgo de padecer alzhéimer, cáncer y otras enfermedades. Es cierto que nuestro cuerpo está diseñado para desintoxicarse continuamente, pero, también, es verdad que hay genes que predisponen a una pobre desintoxicación.

Por eso conocemos a personas que fumaron toda una vida y nunca desarrollaron alguna enfermedad relacionada con ese consumo, y viceversa.

Debido a esto, la medicina actual enfrenta un gran reto, ya que la sanación y, sobre todo, la prevención intentan crear un traje a la medida de cada individuo, que incluya todos estos factores, para estar conscientes del tipo de paciente, sus debilidades bioquímicas y genéticas, así como sus fortalezas, para explotarlas y brindarle el mejor método de salud individualizado.

La regla es 90/10, donde 10% de las enfermedades tienen un componente genético y 90% es ambiental. Todos sabemos que una dieta rica en frutas y verduras y alta en antioxidantes es buena para nuestra vida diaria, pero cada vez es más claro que el beneficio es mucho más grande que eso, al tener importantes implicaciones en la salud a largo plazo y la esperanza de vida.

Las balas de la pistola son tus genes.
Quien dispara el gatillo con su estilo de vida eres tú.

Mehmet Öz

SEGUNDA PARTE

El método de las 3 R

Capítulo 10

Consideraciones para iniciar el método de las 3 R

¿Cómo reparar tu intestino?

Imagina que vas con un médico funcional porque no te encuentras bien de salud y te prescribe calcio para los huesos, omegas para el cerebro y un multivitamínico para incrementar la energía. Un terreno lleno de gusanos no puede ser bueno para cultivar maíz, o ningún otro alimento, por ello, lo más importante es primero repararlo y limpiarlo para que se vuelva fértil y saludable. De la misma manera sucede con el organismo: para que pueda absorber y aprovechar posteriormente los suplementos, alimentos, y comenzar un proceso antiedad y de prevención de enfermedades.

Una vez que logramos reducir la inflamación, disminuimos la sensibilidad a ciertos alimentos, eliminamos los microorganismos patógenos y damos apoyo al proceso de digestión con enzimas, entonces llega el momento de reparar y de regenerar a través de lo que se conoce como los ácidos grasos de cadena corta (AGCC) (postbióticos), que son producidos en el aparato gastrointestinal, en particular en el colon, cuando las bacterias fermentan la fibra de la dieta que el ser humano es incapaz de digerir. Sus funciones son las siguientes:

- Contribuyen a la consolidación de la mucosa protectora del intestino.
- Tienen la capacidad de influir en los genes que regulan la proliferación y el ciclo celular.
- Ayudan a la motilidad intestinal y reducen el estreñimiento.
- Mejoran y regulan las evacuaciones al estimular el flujo sanguíneo al colon.
- Gracias a su efecto antiinflamatorio previenen muchas enfermedades como, por ejemplo, el cáncer, principalmente de colon.
- Ayudan a estabilizar los niveles de glucosa.
- Protegen tu cerebro de enfermedades como alzhéimer y párkinson.
- Previenen la obesidad.

Además del coco y el aceite de coco, existen otros alimentos que contienen naturalmente pequeñas cantidades de AGCC: la mantequilla, el queso y los lácteos enteros procedentes de vacas alimentadas con libre pastoreo. El ghee o la mantequilla clarificada es un alimento rico en grasas saludables, como ácidos grasos omega 3, ácido linoleico conjugado (ALC) y ácido butírico. Este último ayuda a reducir la inflamación celular.

✓ Consume prebióticos, que son alimentos que producen ácidos grasos de cadena corta y son ricos en fibra: plátano verde, harina de garbanzo, garbanzos, almendras, ajo, manzana, avena, frutas y verduras.

✓ Si disminuye significativamente tu ingesta de carbohidratos como frutas y verduras, cereales integrales y leguminosas, te arriesgas a una deficiencia de bacterias que producen butirato y otros AGCC.

Para prevenir y revertir el síndrome del intestino permeable es necesario mejorar la digestión, sellar el intestino y reducir la exposición a toxinas. Estos son los pasos más importantes para reparar el intestino permeable:

1. Haz un estudio de heces fecales para checar tu microbiota. Este análisis se conoce como GI-MAP, o GI-Stool en Estados Unidos y existen varios laboratorios que lo hacen, como Genomma Lab. También puedes pedir en tu país un estudio conocido como coprológico. Siempre la prioridad es tratar primero la disbiosis o desequilibrio bacteriano (bacterias patógenas, levaduras como la cándida y los parásitos) a través de una dieta especial de reparación y eliminación que experimentarás en la Fase 1: Reparación de este método, así como una fórmula herbal y otros suplementos o medicamentos que la acompañan. El estado de tus heces fecales nos ayuda a conocer el estado de tu microbiota para poder ayudarte a reparar tu intestino con precisión.

2. Identifica y trata las sensibilidades, intolerancias y alergias alimentarias. Existen estudios (que hacemos en Bienesta) de cabello y saliva, como el GenTest, o de sangre, como el BodyBio. Para determinar estas sensibilidades con precisión, otros estudios analizan la epigenética (todo lo que compone nuestro estilo de vida: contaminación de metales pesados y radiaciones, emociones, estrés, microorganismos patógenos, sensibilidad a los alimentos, antioxidantes, minerales, vitaminas, aminácidos, etcétera).

3. Mejora la digestión con enzimas digestivas en forma de suplemento antes o durante las comidas, y no después.

4. Toma agua tibia entre comidas. Empieza tu día con una taza de agua tibia en ayunas con el jugo de medio limón o una cucharada de vinagre de manzana y una cucharadita de cúrcuma en polvo.

5. Toma una cucharada de aceite de coco por la mañana, contiene una grasa conocida como monolaurina que limpia, desinflama y regenera el intestino.

6. Evita consumir azúcares y carbohidratos refinados (pasta blanca, arroz blanco, harinas blancas, cualquier alimento que haya sido procesado y haya perdido su fibra), y sustitúyelos mejor por cereales con fibra, leguminosas, frutas y verduras.

7. Evita el uso de antibióticos.

8. Sana y repara la mucosa intestinal con suplementos especiales como la proteína en polvo Gut Balance o cápsulas de G Factors, cuyas fórmulas contienen los siguientes ingredientes: L-glutamina, aloe vera, N-acetil glucosamina, zinc-lori, los cuales ayudan a nutrir la mucosa intestinal, reparar la membrana y reducir la inflamación.

9. Evita los antiácidos conocidos como medicamentos inhibidores de la bomba de protones, entre otros.

10. Reemplaza y regenera la microbiota o flora bacteriana con bacterias como lactobacilos de varios tipos y cantidades, kéfir y alimentos fermentados, después de haber removido las toxinas y patógenos en la Fase 1: Reparación.

11. Consume un suplemento de fibra (fibra acacia) para eliminar las toxinas y una cucharada de linaza molida en agua todas las noches o en tu licuado.

12. Toma un suplemento de ácidos grasos esenciales como omega 3, 6, 7 y 9, y usa en tu vida diaria aceite de linaza, de pescado, de oliva y aguacate para promover la salud celular, desinflamar y lubricar el tracto intestinal.

13. Sigue cada fase del libro junto con tu ayuno intermitente para lograr los resultados deseados.

Como a Eduardo y a muchos otros pacientes que padecen síntomas gastrointestinales crónicos, muchos doctores les recetan medicamentos como los antiácidos, lo que empeora sus síntomas. Al envejecer, tenemos la mitad de los jugos gástricos que cuando éramos jóvenes. Aunado a 20 años de tomar antiácidos, nuestro cuerpo deja de digerir la proteína adecuadamente, lo cual causa un cuadro muy peligroso que se refleja en pérdida de músculo, osteoporosis, problemas de memoria e infartos por la mala absorción intestinal de vitaminas, minerales y enzimas cruciales para el buen funcionamiento de tu salud.

La inflamación

Uno de los puntos más importantes que diferencian a este método de los demás es que lo primero que se realiza es atacar la inflamación. Tener células inflamadas por los malos hábitos, un desequilibrio en la microbiota, estrés, entre otros factores, impide la verdadera pérdida de grasa, lo que crea resistencia a la insulina y a la leptina, dos hormonas que nos ayudan a bajar de peso. No es "Bajo de peso y me desinflamo", sino todo lo contrario. Al reducir la inflamación celular bajas de peso. Por eso siempre insisto en empezar reparando el intestino con la dieta de reparación que vas a descubrir más adelante y con la cual lograrás ver resultados permanentes.

El efecto rebote, o yo-yo, y la microbiota

Hoy sabemos que una dieta alta en grasas saturadas altera la microbiota intestinal y reduce la cantidad de flavonoides, sustancias abundantes en los vegetales, lo que a su vez disminuye el gasto energético y facilita el aumento de peso. Esto es lo que propicia el efecto rebote después de una dieta para adelgazar. Un estudio liderado por el Instituto Weizmann de Ciencias en Israel afirma que 80% de quienes se han puesto a dieta sufren el efecto rebote, que consiste no solo en la rápida recuperación del peso, sino también en un mayor riesgo de enfermedades como la diabetes. Todo apunta a que a la microbiota intestinal no le da tiempo de reponerse tan rápido como lo hace la parte más visible del cuerpo. "Si es verdad que normalmente nuestra microbiota intestinal actúa como regulador para protegernos, en este caso parece actuar en nuestra contra", explica el doctor Eran Segal,* uno de los coordinadores de la mencionada investigación.

Por eso es importante hacer dietas altas en alimentos pre y probióticos, ya que estos repararán tu intestino y te ayudarán a sanar tu microbiota intestinal, con lo que evitarás el efecto rebote.

La salud y tu genética

La nutrición y la genética se han unido en el cuidado de la salud. La nutrigenética nos permite personalizar la nutrición en función de la constitución genética del individuo, a partir del conocimiento de las variaciones en los genes y del metabolismo de distintos nutrimentos. La variabilidad genética es un determinante crítico de los distintos requerimientos nutrimentales como lo menciona la doctora Adela Gómez Ayala en su publicación "Nutrigenómica y nutrigenética. La relación entre la alimentación, la salud y la genómica". El uso de diferentes técnicas ha permitido identificar que los individuos están predispuestos a ciertas enfermedades, así como a responder efectivamente o no a ciertas dietas específicas. Hoy, en Bienesta hacemos este tipo de estudios, ya sea con una muestra de saliva, de pelo o de sangre, con el apoyo de varios laboratorios, para poder hacer un traje a la medida de cada paciente y optimizar su salud y bienestar.

Conteo de calorías y de micro y macronutrientes

Mucha gente cree que el conteo de calorías es el secreto de toda dieta, sin embargo, el verdadero secreto está en la calidad y no en la cantidad. Los productos bajos en calorías, *light* o *sugar free* no son mejores que

* Véase Thaiss, C. A., *et al.*

los ordinarios. Generalmente, el método del conteo tiene el efecto contrario, ya que se terminan consumiendo más calorías de las necesarias. Es mejor preferir siempre lo natural y olvidarse de estar contando. Tampoco estoy de acuerdo en contar los micro y macronutrientes, puesto que volvemos a centrarnos en las cantidades, como si estuviéramos a dieta, y restringiendo nuestra alimentación, en vez de poner en práctica un programa intuitivo, con amor y atención plena.

Problemas hormonales

Es posible que sufras alguna alteración hormonal que te impida conseguir tu objetivo deseado en el control de peso, como problemas en la tiroides, resistencia a la insulina y leptina, cortisol alto o algún desbalance como la predominancia estrogénica. También la deficiencia de testosterona hace que no podamos construir y tonificar el músculo, y esto disminuye nuestro metabolismo. Un cuerpo alto en músculo quema más calorías que un cuerpo con más grasa y menos músculo. Así que, antes de iniciar cualquier proceso de dieta, siempre revisa tus niveles de estas hormonas con un especialista o médico funcional.

Disruptores endócrinos

En nuestra vida cotidiana podemos tener contacto con algunos compuestos químicos sintéticos que tienen efectos negativos en nuestro metabolismo, es decir, actúan como interruptores endócrinos en el cuerpo. Se trata de elementos presentes en el medio ambiente, pero también en los productos que utilizamos e incluso en alimentos. Como explica el Instituto Nacional de Ciencias de la Salud Ambiental, que forma parte de los Institutos Nacionales de Salud de Estados Unidos, ciertos productos químicos son tóxicos para los animales y los seres humanos, y algunos interfieren con el adecuado funcionamiento de las hormonas del cuerpo. De ahí que los llamen perturbadores del sistema endócrino o disruptores endócrinos. Están relacionados con una variedad de enfermedades, pero hasta hace pocos años la atención se había centrado en su influencia en el desarrollo de enfermedades oncológicas o cardiovasculares, principalmente, al echarle la culpa a la contaminación atmosférica. Sin embargo, investigaciones y expertos han alertado en los últimos años de la posible acción de algunos de estos productos químicos en el aumento de peso y la obesidad. Se les ha bautizado como obesógenos. Estos ladrones de nuestra salud generan inflamación, afectan la actividad normal de nuestro cuerpo y nos impiden bajar de peso:

- **Bisfenol A (BPA).** Encontrado en biberones, plásticos y alimentos enlatados. Está asociado con la obesidad y el cáncer.
- **Humo de cigarro.**
- **Contaminación del aire.**
- **Tributilestaño.** Contamina el medio ambiente de manera continua al emplearse en la industria maderera, en los sistemas de conducción de agua (como tuberías de cloruro de polivinilo, PVC), en las embarcaciones y como fungicida en los alimentos.
- **Retardantes de llama.**
- **Ftalatos.** Se trata de una amplia clase de productos químicos que se añaden a envases de comida o cortinas de baño, juguetes, lubricantes, productos de cosmética y de higiene personal, detergentes, entre otros productos.
- **Parabenos.** Se emplean muy a menudo en los productos de cuidado personal porque ayuda a su conservación: desodorantes, maquillaje, champús, acondicionadores, bloqueadores solares y pasta de dientes.
- **Pesticidas organoclorados.** Por ejemplo, el dicloro difenil tricloroetano (DDT) que, a pesar de haber sido prohibido en 1975, todavía se detecta en la población. Además del DDT, otros de los más conocidos son los PCB (bifenilos policlorados) y las dioxinas.

Los alimentos más ricos en grasas animales presentan mayores niveles de contaminantes organoclorados.

- **Bifenilos policlorados (PCB).** Químicos industriales que se utilizaron ampliamente en el pasado en productos como pinturas, cementos, balastos de luz fluorescente, selladores y adhesivos.
- **Flúor.** El doctor Jerry Davies, profesor de medicina de la Escuela Icahn de Medicina de Mount Sinaí, dijo que el aumento dramático en la disfunción tiroidea asociado con la fluoración del agua indica que el flúor o fluoruro tiene un efecto inhibidor sobre la glándula tiroides. La cantidad de fluoruro en el agua potable se relaciona con un aumento en la incidencia de la tiroides hipoactiva.

√ Busca no solo alimentos, sino desodorantes, cosméticos y otros productos de belleza y de limpieza libres de químicos, pesticidas y hormonas, de preferencia orgánicos.

Cuidado con "picar"

Cuidado con lo que consumes externo a tu dieta, porque todo cuenta. Es mejor servirte de forma consciente y moderar las porciones. No porque consideremos que un alimento es saludable y permitido se debe abusar de la porción recomendada. Muchas veces comemos alimentos mientras llevamos a cabo alguna otra actividad como manejar o platicar, o incluso al estar preparando los alimentos, y no hacemos conciencia de lo que ingerimos.

Dietas milagro, restrictivas o de moda

Estas dietas aparentemente logran resultados en poco tiempo, pero en realidad hacen que tu metabolismo sea más lento y pierdas masa muscular. Al bajar rápidamente, la masa muscular pierde tejido metabólicamente muy activo, en comparación con la grasa, que es un tejido inflamatorio e inactivo. Además, con estas dietas no aprendes a alimentarte sanamente, no te enseñan buenos hábitos y generan culpa, sufrimiento y ansiedad. Por lo que finalmente podrías terminar cayendo en los típicos vicios de comer todo o nada, de "Mañana empiezo la dieta", "Hoy rompo la dieta" y más de lo mismo, en lugar de ver el proceso de alimentación como un programa permanente de salud y buenos hábitos.

Haz ejercicio

Tener una vida activa es crucial, no solo porque ayuda a la pérdida de peso, sino por todos los beneficios para tu salud en general. El ejercicio activa los sistemas metabólicos del cuerpo, te permite eliminar grasa y no dañar el músculo, sino todo lo contrario, lo construye. Entre más músculo tenemos, mejor trabaja nuestro metabolismo. Puedes leer más sobre cómo hacer ejercicio en mi libro *Secretos para mantenerte sano y delgado*, parte II, capítulo 3.

> ✓ Combina algo de cardio con ejercicios de resistencia, de fuerza tipo HIIT (ejercicios a intervalos de alta intensidad), ya que ayudan a activar los genes de la longevidad. Complementa tu rutina con ejercicios de estiramiento.

No te premies demasiado

Es un grave error decir: "Como hice ejercicio, tengo derecho a comer lo que quiera". Es muy común pensar de esta manera, pero tienes que saber que, por más que quemes grasa, siempre hay una relación de 80% alimentación y 20% ejercicio. Así que ten cuidado con no comer de más.

Hidrátate y cuida las bebidas que ingieres

Es común que confundamos la sed con hambre y acabamos comiendo más, cuando lo único necesario era un vaso de agua. Muchas veces, por ser líquido no lo contamos dentro de la dieta, pero la mayoría de las bebidas energéticas, isotónicas, alcohol, jugos, etcétera, tienen demasiada azúcar y no te aportan ningún nutrimento.

Sal, soya y conservadores

La mayoría de los productos empaquetados son altos en sodio y contienen muchos conservadores y aditivos que causan aumento de peso al generar retención de líquidos. Evita incluirlos en tu plan.

Organiza y planea

Un gran problema con cualquier dieta es la falta de organización y planeación de nuestras comidas, por lo que terminamos comiendo cualquier cosa, lo cual hace que la disciplina se pierda e ingieras lo primero que encuentras, como alimentos altamente procesados e inflamatorios carentes de nutrimentos. Ser sano requiere organización y planeación.

Estrés y emociones

Vivir momentos de estrés incrementa los niveles de cortisol y de adrenalina; esto causa resistencia a la insulina y a la leptina, hormonas que hacen que el cuerpo se altere y reduzca la velocidad a la que quema calorías. Además, vivir en estado prolongado de estrés o consumir menos calorías hace que el cuerpo perciba una "amenaza", por lo que su forma de intentar sobrevivir es guardando grasa y entrando en modo supervivencia. Tu cerebro no diferencia de dónde viene la amenaza, así que guarda grasa en el abdomen junto al hígado para que cuando puedas salir corriendo lo hagas con las reservas y estés a salvo. Comemos por aburrimiento, ansiedad, tristeza, enojo, y anestesiamos nuestras emociones, tanto buenas como malas, con comida. No sabemos manejar nuestras emociones de otra forma, nos destruimos, nos saboteamos y empezamos a pelear con nuestras emociones, lo que genera más ansiedad y más ganas de comer.

Dormir bien

Siempre dejamos a un lado el descanso, pero es importante darle tiempo al cuerpo para recuperarse. Si no dormimos al menos entre siete y ocho horas diarias, el cuerpo entra en estrés y aumenta el cortisol. Además, mucha gente es comedora nocturna y en ese tiempo echan a perder todo lo bueno que llevaban en su alimentación diurna.

Confianza

Lo más importante es tener fe en uno mismo. Aprende a comer con conciencia: siéntate, mastica y disfruta cada bocado. Come cuando tengas hambre y no te sabotees. Si caes, recupérate y aprovecha la siguiente comida. Ten en mente una meta y busca alcanzarla para motivarte. Conoce, rompe y trabaja en todas las creencias limitantes que te hacen creerte sin falta de voluntad, que no puedes lograrlo y que eres incapaz de ser sano.

Nunca es cuestión de dietas: es cuestión de costumbres y tenemos que acostumbrarnos a los alimentos reales, a aprender a comer en el aquí y el ahora, escuchando nuestro cuerpo.

Plan de acción

- Escribe tu objetivo a corto plazo, sé claro y positivo. Pero antes identifica los deseos que los motivan. ¿Qué es lo que buscas para ti? Establece una intención diaria: enfocarte en lo positivo de tu vida es una manera de asegurarte de no tener que llenar un vacío emocional con la comida.
- Confía en ti. Si dudas de ser capaz de conseguir tus metas, puede ser que tu subconsciente te sabotee.
- Planea las comidas de toda la semana: decide qué comerás, haz tu lista de supermercado, determina qué ejercicio vas a hacer y organiza tu agenda para no saturarte.
- Recuerda empezar de a poco y agregar cada semana una actividad nueva hasta que sientas que tu energía y vitalidad mejoran.
- Acude a revisión médica al menos una vez al año.
- Haz un respiro de 10 minutos todos los días para agradecer y dar descanso a tu cuerpo y mente.
- Monitorea tu progreso objetivamente; no te critiques porque puede retrasar el proceso.
- Comprométete. Todos podemos recaer y desesperarnos por no ver resultados rápido; lo importante es que te des cuenta, lo admitas y regreses al camino de la sanación. Ámate lo suficiente para valorar tu salud, tu cuerpo y darte lo mejor todos los días. ¡Te lo mereces!

Capítulo 11

Fase 1: Reparación

Para curar, tienes que limpiar.
La sanación se produce cuando vuelves a ti mismo
y dejas ir lo que ya no te sirve.

NATHALY MARCUS

La Fase 1: Reparación está diseñada para eliminar lo que nos está haciendo subir de peso, enfermando, disparando alergias, fatiga, y para volvernos más sanos, desinflamarnos y experimentar bienestar de por vida. Como ya mencionamos al inicio de este libro, tu cuerpo tarda tiempo en empezar a repararse del maltrato al que ha estado expuesto por años. Esta fase dura 14 días porque es cuando empezamos a disminuir los anticuerpos causados por nuestra sensibilidad a los alimentos inflamatorios que hemos consumido prácticamente a diario por muchos años. En estos 14 días eliminarás los principales disparadores, como los alimentos inflamatorios y los microorganismos patógenos que viven en tu cuerpo. A partir de este momento, debes tener mucho cuidado para mantener lejos de ti aquellos alimentos que te han causado inflamación y daño en tu microbiota, o no lograrás ver los beneficios del método. Estas dos semanas son un poco rudas porque llevarás una alimentación paleo antiinflamatoria.

Objetivos de esta fase

- Limpiar hongos, parásitos, virus y bacterias.
- Sanar y mejorar tu microbiota.
- Desinflamar el aparato digestivo y disminuir la inflamación celular.
- Eliminar alergias y sensibilidades.
- Perder peso y reducir medidas de una forma segura.
- Desintoxicar nuestro cuerpo de toxinas.
- Perder grasa.
- Eliminar la adicción al azúcar.
- Reducir la ansiedad y el apetito.
- Absorber mejor los nutrimentos esenciales.
- Incluir poco a poco otros alimentos que ya no te causen inflamación.
- Mejorar la sensibilidad a la insulina.

Consejos para iniciar la Fase 1: Reparación

Duración mínima: 14 días

- Prepárate para la transición. Al comenzar con esta fase es importante que aumentes poco a poco la fibra y las verduras para que tu cuerpo se adapte despacio y no te inflames.
- Come muchas grasas para reducir los antojos. Cuando se elimina de la dieta el azúcar se pueden experimentar antojos muy fuertes. Comer grasas saludables como nueces y semillas, aguacate y aceitunas ayudará a mantener tus niveles de energía y reducir los antojos.
- Empieza tu día con un desayuno con proteína y fibra. Debe aportar en promedio 300 calorías con 15 a 20 gramos de proteína.

- Evita la ansiedad. Debes comer cada 3 o 4 horas para que no tengas ataques de ansiedad, además, así acelerarás tu metabolismo. Puedes hacer colaciones fáciles con verduras, un puñado de semillas (pistaches, almendras, nueces, piñones), aceitunas, frappé de té verde con leche de almendras o de coco o un licuado verde sin fruta.
- Toma una sesión de sauna semanal. Esto le ayudará a tu cuerpo a eliminar toxinas. Serán suficientes 20 minutos.
- ¡Estírate! Un estiramiento suave o una sesión de yoga puede ayudar a mejorar tu circulación y a estimular el sistema linfático.
- Toma magnesio. Este suplemento ayuda mucho con la eliminación de toxinas, ya que contribuye a que duermas mejor y disminuye el dolor, el estreñimiento y el estrés. Toma de 250 a 500 mg de citrato de magnesio todas las noches.
- ¡Muévete! Hacer ejercicio regularmente es una excelente forma de desintoxicar, eliminar todo lo que tu cuerpo no necesita y producir endorfinas. Mejora además tu edad epigenética: ¡retrasa el envejecimiento!
- Duerme. Descansar suficiente es algo obligatorio en un buen *detox*. Una de las mejores horas para que tu cuerpo se desintoxique es por las noches mientras duermes.
- Restaura la armonía en tu metabolismo. Cuando la hormona grelina (dispara el apetito) y la leptina (señales de saciedad) trabajan con la insulina a un mismo ritmo, el resultado son menos antojos y menos riesgo de almacenar grasa y aumentar de peso.
- No te mueras de hambre. No esperes a morir de hambre para comer, esto puede hacer que comas de una forma compulsiva. Lleva siempre contigo verduras, aceitunas, rollos de pechuga de pavo horneada.

- ¡Hidrátate! Dale un toque de frescura a tu agua. Bebe agua mineral con una rodaja o gotitas de limón o naranja, o trozos de fresa con menta, o rebanadas de limón con pepino y jengibre. Añade hierbas, como menta triturada, romero o hierbabuena.
- Disminuye tu ingesta de refrescos poco a poco (aunque lo ideal es eliminarlos drásticamente). Si tomas entre 3 o 4 latas de refresco al día, elimina de media a una lata por día.
- Sustituye el café por infusiones herbales, té verde o matcha, y endulza con estevia natural.

Al desintoxicarte te sentirás mucho más enfocado, energético y la ansiedad por lo dulce disminuirá radicalmente.

¿Cómo superar la adicción al azúcar?

En la Fase 1: Reparación, en la que vamos a reparar tu intestino, es importante eliminar el azúcar por completo. La única manera de acabar con la adicción al azúcar es eliminarla drásticamente. Será difícil al principio, te dolerá la cabeza, es normal, pero tu cuerpo cada vez va a sentir menos esta necesidad por el azúcar a medida que disminuya su presencia en él. Primero debes cobrar conciencia sobre la cantidad de azúcares que consumes diariamente.

Lo más importante es que, de una forma consciente, no te dejes llevar por los impulsos y la ansiedad por comer dulces o productos procesados en donde el ingrediente principal es probablemente el azúcar. Uno de los principales problemas de los antojos es que generan atracones, es decir, empiezas a comer de forma compulsiva y no puedes parar. Comer con atención plena es una técnica que puede ayudarte a controlar esta ansiedad por consumir azúcar. *Mindful eating*, o comer con conciencia, aplicando la atención plena en el momento de la comida, es una de las claves para poder llevar una alimentación saludable, pues no solo se trata de qué comer, sino del ritmo y la proporción adecuados. Repito, no solo es necesario aprender qué ingerir y en qué cantidad, sino cambiar una serie de hábitos que faciliten comer despacio, sin ansia, disfrutando y con la porción de alimentos apropiada.

Panes, comida procesada, colaciones, refrescos, etcétera: limpia tu despensa y deshazte de todo aquello que sabes que no debes comer. No tengas tentaciones a tu alcance. Recuerda que es posible que, si estás fuera de casa y no has planeado bien tus horarios de comida y tus alimentos, recurras a productos poco saludables. No caigas en este error y recuerda que tienes que llevarte algo para esos momentos. Usa un contenedor pequeño en el que puedas cargar verduras o simplemente lleva una manzana en el bolso.

No esperes a tener hambre. Si comes solo cuando tienes hambre, te resultará muy difícil controlar la ingesta de azúcar hasta que poco a poco te conviertas en un comedor intuitivo, que atiende y administra mejor sus niveles de hambre y ansiedad. Haz tus comidas en función de tus horarios y sus necesidades, y verás cómo, poco a poco, esos ataques repentinos van desapareciendo. Es muy importante que elijas dulces naturales. Resulta difícil que el sabor dulce de los alimentos nos parezca atractivo si estamos acostumbrados a los azúcares añadidos. Pero educa a tu paladar y podrás apreciar el sabor dulce y placentero de cualquier alimento natural. Te recomiendo que siempre consumas chocolate negro con más de 70 a 85% de cacao.

Consejos para tener éxito en la Fase 1: Reparación

- Cambia hábitos por medio de metas específicas. En un calendario define una meta por semana. Por ejemplo, empieza a tomar un litro de agua diario o a hacer ejercicio de 15 a 20 minutos, de 4 a 5 veces por semana.

- Tómate una foto antes de iniciar el método y pégala en el calendario.
- Lleva un registro del progreso y anota las mejoras de tus síntomas, tu composición corporal y medidas si lo crees conveniente. El objetivo no es perder peso, es recuperar salud y energía y, por consecuencia, mejorar tu composición corporal.
- Toma una taza de agua tibia en ayunas, con el jugo de medio limón o una cucharada de vinagre de manzana, y por la tarde-noche, antes de iniciar el ayuno, toma una cucharadita de fibra de acacia en una taza de agua para mejorar la microbiota.
- Deshazte de la comida que te inflama y te genera deterioro intestinal. Se trata de eliminar todos los disparadores que causan inflamación, alergias, sensibilidades y, por ende, fatiga y otros síntomas.
- Cepíllate el cuerpo en seco con un cepillo de cerdas naturales de abajo hacia arriba, en especial, atrás de las rodillas, los codos, alrededor de las axilas y en las inglés para estimular el drenaje de los ganglios linfáticos que se encargan de filtrar las sustancias que el líquido linfático transporta y los glóbulos blancos que ayudan a combatir infecciones y enfermedades.
- Toma dos litros de agua con una pizca de sal del Himalaya o una rama de romero en caso de hipertensión.
- Toma una cucharada de aloe vera en ayunas.
- Toma una cucharada de aceite MCT en tu café, té verde o licuado.
- Brinca 25 veces todos los días.
- Suda, acude al sauna y hazte un enema de té de manzanilla una vez por semana.

Dieta de la Fase 1: Reparación (14 días)

> ✓ Si llevas años inflamado, con distensión y malestar estomacal, flatulencias e intestino permeable, te recomiendo quedarte en esta fase al menos un mes para que veas la diferencia y logres un mejor resultado.

Durante estos primeros 14 días comerás más fibra, una dieta mediterránea paleo y más alcalina, mucho menos grasa saturada, carne roja y vas a empezar a tomar mucha agua. Es necesario pasar por esta etapa, ya que te ayudará a liberar tu carga tóxica. Esto a su vez mejorará tu metabolismo al liberarte de tanta toxina e inflamación acumulada. También eliminará antojos, adicciones al azúcar, a las harinas blancas y matará de hambre a los hongos o cándida para erradicarla lo más rápido de tu cuerpo. Además, una dieta alta en fibra ayudará a tu intestino e hígado a limpiar, sacar impurezas y desperdicios, y mejorará tu digestión.

Su duración es de dos semanas únicamente y la puedes repetir cuando tú desees: quizá al regresar de un viaje o vacaciones donde comiste alimentos irritables, si estás reteniendo mucho líquido o si te sientes inflamado e indigestado. Si tienes alguna enfermedad autoinmune, te recomiendo seguir esta dieta al menos de uno a tres meses.

Después de estos 14 días de limpieza profunda seguirás otras semanas desinflamándote con la siguiente fase. Es importante consumir hojas verdes en cada fase. Las verduras proveen fibra para mantenerte satisfecho y regular tu proceso de digestión:

- Brindan vitaminas, minerales y antioxidantes para repararnos del daño del medio ambiente.
- Son antiinflamatorias, anticancerígenas y detoxificantes.
- Alimentan nuestra microbiota intestinal.
- Proveen fitonutrientes y fitoquímicos para la salud de nuestro cuerpo.

Ayunas

- Una taza de agua tibia con el jugo de medio limón o una cucharada de vinagre de manzana orgánico (alternar: una semana limón, otra semana vinagre).
- Unos 15-30 minutos después, toma un té verde matcha o de menta, con una cucharada de aceite MCT.

Desayuno

- Una taza de caldo de hueso para comenzar el día reparando tu intestino.
- **Licuado saludable.** Hecho con una medida de proteína de menos de cuatro gramos de carbohidratos, especial para la dieta paleo, sin granos (puede ser de cáñamo o proteína animal en forma de colágeno, pollo, pavo o carne roja de libre pastoreo). Agrega media taza de hojas verdes (como espinaca o acelga), media taza de leche de almendra o de coco (de preferencia hecha en casa), una taza de agua, media taza de frutos rojos (frambuesas, fresas o moras azules), una cucharada de chía o de linaza molida, canela o cacao en polvo.
- *Veggie macrobiot food* (opcional). Platillo de verduras guisado de *veggie macrobiot food*. Guisa con ghee brócoli, ejotes, coliflor, calabaza, nopales, chayotes, espinacas, acelgas, poro, esparrágo, alcachofa, kale, cebolla morada (lo que te guste, velo rotando). Cuando las verduras ya estén doraditas, agrega caldo de hueso y sal de mar y deja cocinar por 20 minutos. Disfruta este delicioso guisado diario. Puedes agregarle cúrcuma, azafrán, pimienta de Cayena, cilantro, perejil, cebolla, ajo, albahaca, eneldo o alguna especia al gusto.

Si aún tienes hambre escoge una opción cada día o el fin de semana descansa de tu licuado y elige alguna de las siguientes opciones:

- De dos a tres tacos de espinaca o lechuga con pechuga de pavo horneada o verduras asadas con una rebanada de aguacate.
- De dos a tres nopales asados o calabazas asadas con pollo deshebrado, lechuga, aguacate y salsa. Si eres vegano, con verduras encima, como calabazas, espinacas, chayotes con aguacate y una cucharada de semillas de cáñamo (*hemp seeds*) y queso vegano (no de soya).
- Una cucharada de semillas de girasol o de calabaza tostadas, media taza de frambuesas, media taza de yogurt vegano de coco o de nueces sin azúcar y canela.

Colación a media mañana (opcional)

- Pepino, apio, 10 aceitunas o coco natural, o
- Tres rebanadas de aguacate con jitomate rebanado y una cucharadita de ajonjolí o pepitas tostadas, limón, sal de mar y aceite de oliva o de aguacate.

Comida

- Una taza de caldo de hueso. Puede tomarse solo o en sopa de verduras.
- **Sopa de verduras.** Sin leche, con agua o consomé natural de pollo o con caldo de hueso.
- **Verdura.** Ensalada con diferentes germinados, con aceite de oliva extra virgen, de semilla de uva o de aguacate y un platillo de alguna verdura guisada.
- **Proteína.** Pollo orgánico o salmón salvaje o algún otro pescado de agua fría (no de criadero). Si eres vegano, omite este grupo e incluye una cucharada de semillas de cáñamo o queso vegano que no sea de soya.
- **Verdura sin almidón.** Ejotes, chayotes, espárragos, alcachofa, calabazas asadas, cocidos o al vapor o guisados al gusto con ghee

o aceite de oliva. Opcional: incluye tres veces por semana una taza de camote (papa dulce) o betabel (remolacha) cocidos o al horno.

- **Grasa.** La quinta parte de un aguacate o una cucharada de guacamole.

Colación de media tarde (opcional)

- Té verde o té de jengibre con canela, una taza de leche dorada, o
- Licúa media taza de leche de coco, con una cucharada de chía, cacao, canela y estevia, o
- Media taza de frutos rojos.

Cena

Terminando la colación puedes empezar el ayuno intermitente o solo cenar caldo de hueso sin verdura, que no rompe el ayuno. Si deseas cenar, te recomiendo que sea temprano y ligero (tres horas antes de dormir) y después empezar el ayuno intermitente.

> √ Si quieres, toma solamente una taza caldo de hueso porque no rompe el ayuno.

> √ También puedes comenzar tu ayuno tras la cena y saltarte el desayuno. Después de tu último bocado, cuenta un mínimo de 14 a 16 horas y rompe el ayuno con un licuado, una colación o directamente con la comida. Esto funciona en cada una de las 3 fases.

- **Sopa de verduras.** Con agua o de preferencia caldo de hueso. Sin leche.
- **Grasa.** La quinta parte de un aguacate.
- **Verduras guisadas al gusto.** Opciones como ceviche de coliflor o palmito, sopa de verduras licuadas, calabacitas a la mexicana,

tazón de brócoli tipo arroz yakimeshi con aminos de coco, teppanyaki de verduras, etcétera. Procura no cenar ensaladas para no inflamarte, o bebe un licuado como el de la mañana sin fruta y comienza el ayuno.

- Antes de empezar el ayuno, o antes de dormir, toma una taza de agua con una cucharadita de fibra de acacia.

Todos los días de esta fase

- **Agua.** Toma dos litros de agua simple al día.
- **Agua antiinflamatoria para esta etapa.** Hierve durante 20 minutos agua con media pieza de jengibre con cáscara, cuatro varitas de canela, una cucharada de cúrcuma en polvo o rallada. Cuela y bebe fría o caliente como agua del diario.
- **Desparasitación y eliminación de patógenos.** Durante 10 días, alguna de las siguientes opciones:
  - **Tratamiento de herbolaria.** Como el suplemento GI-Microb (dos cápsulas diarias en la mañana con el desayuno), el cual contiene artemisia (*sweet wormwood*), sulfato de berberina, ácido caprílico y *Juglans nigra* (*black walnut*).
  - **Plata coloidal.** Una cucharada por la mañana y por la noche, sin alimentos.
  - **Biocidin.** Tres gotas o una cápsula por la mañana y por la noche. Este es otro herbolario natural que contiene extracto de arándano, noni, cardo mariano, equinácea (*purpurea y angustifolia*), cúrcuma, shiitake, corteza de sauce blanco, ajo, extracto de semilla de uva, nuez negra, frambuesa y aceite de orégano.
  - En ciertos casos, algún medicamento alópata prescrito por tu médico, ya sea para eliminar el sobrecrecimiento bacteriano, alguna levadura o parásito.

Y, además, para reparar:

- **Butirato (de magnesio y calcio, marca Bodybio).** Dos cápsulas juntas en ayunas y repetir dos de noche.
- **Enzimas digestivas.** Una cápsula antes del desayuno, una antes de comer y una antes de cenar. Nunca las tomes después de las comidas, siempre ingiérelas antes o durante.
- **Clorofila líquida o espirulina.** Una cucharada de clorofila líquida orgánica o tres cápsulas de espirulina.
- **Sal del Himalaya.** Una pizca diaria en un litro de agua.
- **Omega 3.** Una cápsula con el desayuno.
- **Ejercicio.** Mínimo 30 minutos diarios de ejercicio cardiovascular (caminadora, elíptica, baile, correr, bicicleta) de cuatro o cinco veces por semana.
- **Sauna o vapor.** Una o dos veces por semana, mínimo 20 minutos.
- **Enema de té de manzanilla.** Una vez por semana.
- **Glicinato de magnesio.** Una cápsula de 200 a 500 mg por la noche. En caso de estreñimiento cambiar por citrato de magnesio.
- **Fibra de acacia.** Es un prebiótico. Agregar una cucharadita en medio vaso de agua antes de comenzar el ayuno intermitente o de dormir. Esto ayuda a eliminar las toxinas, mejora la microbiota y evita estreñimiento.

Guía de alimentos a incluir y a evitar en la Fase 1: Reparación

Comida a incluir	Comida a excluir
• Té de cualquier tipo, en especial, consumir dos tazas de té verde y matcha al día.	Alcohol y café.

Comida a incluir	Comida a excluir
• Consume 3 tazas de caldo de hueso al día para reparar tu intestino y obtener minerales y aminoácios de calidad. • De preferencia elimina el café, y si no, puedes tomar máximo una taza de café orgánico con MCT al día.	
• Frutas: frutos rojos sin azúcar, congelados o empacados en agua. Prefiere los frutos rojos o media taza de fruta. Intenta comerlas crudas para aprovechar la fibra. • Verduras: todas menos hongos; acelga, apio, alcachofa, apio, berro, brócoli, calabacín, calabaza, col, coles de Bruselas, coliflor, espárragos, espinaca, hinojo, pepino, poro. • Raíces: camote, yuca, cebolla, jengibre, nabo, rábano, remolacha, zanahoria.	• Naranja, toronja, mandarina y mamey. O jugo de naranja y fruta seca. • Champiñones, hongos, portobellos, setas o jícama. • En caso de enfemedades autoinmunes, elimina las solanáceas como berenjena, papa, chile pimiento, paprika, jitomate y tomate.
• Sustitutos de lácteos: leches vegetales sin azúcar de nueces como almendras, macadamia, coco, semillas de cáñamo, yogurt de coco o de nueces sin azúcar.	• Lácteos: leche, quesos (panela, Oaxaca, de cabra, manchego, cottage), crema, yogurt, mantequilla, helado, helado de yogurt, sustitutos de cremas, kéfir de vaca o de coco.
• Granos o verdura con almidón: camote (papa dulce) o betabel (remolacha) tres veces por semana.	• Granos: arroz integral o salvaje, avena, quinoa, amaranto, maíz, elote, papa, trigo (pan, pasta, galletas, harinas, barritas), centeno. • Evita el trigo en otras presentaciones como pan, tortillas, pasta, empanizados y fritos, cereales, avena (oatmeal), granola.

Comida a incluir	Comida a excluir
• Proteína animal (solo desayuno y comida): pollo, pechuga de pavo horneada, salmón salvaje, robalo, huachinango, lenguado, atún, trucha, sardinas. De manera opcional, una vez por semana: carne, riñón o hígado de libre pastoreo. • Proteína vegetal: dos cucharadas de semillas de cáñamo o queso vegano de nueces.	• Carne de res o de cerdo, huevo, embutidos (carnes frías), mariscos. • Frijol, lenteja, haba, chícharo, alubia, garbanzo, edamames.
• Grasas: nueces, almendra, ajonjolí, aceitunas, semillas de calabaza, pepitas, pistaches, semillas de girasol, semillas de chía, linaza, cáñamo y coco natural. • En caso de que las semillas te inflamen o generen compulsión, evítalas y solo consume aceitunas y coco.	• Aceites vegetales: cacahuate, canola, girasol, maíz, soya. • Cacahuates y crema de maní. NOTA: en caso de tener problemas autoinmunes evita las semillas.
• Endulzante: estevia o fruta del monje. • Hierbas: albahaca, cilantro, citronela, eneldo, estragón, hierbabuena, laurel, lavanda, manzanilla, mejorana, menta, perejil, romero, salvia y tomillo. • Especias: ajo, azafrán, canela, clavo, cúrcuma, jengibre, sal de mar y del Himalaya. • En la despensa: aceitunas, aminos de coco, anchoas de frasco, copos de coco, salmón salvaje, sardinas en frasco, vinagre de manzana, vinagre de coco, aceite de oliva extra virgen. • Harinas: yuca, almendra (hecha en casa sin lectinas), coco, chufa (*tiger nut*), arrurruz (*arrowroot*, proviene de la raíz de una planta tropical sudamericana, la *Maranta arundinacea*).	• Azúcar refinada, azúcar blanca o morena, miel, jarabe de maple, jarabe de maíz de alta fructosa, miel, Splenda, Canderel, jugo de caña evaporado. • Alimentos procesados: papitas, aditivos alimentarios, chatarra, dulces, pan y pastelitos empacados, etcétera.

Comida a incluir	Comida a excluir
• Condimentos: todas las especias, incluyendo sal, pimienta, albahaca, algarrobo, canela, comino, eneldo, ajo, jengibre, mostaza, orégano, perejil, romero, estragón, tomillo, cúrcuma, vinagre de manzana.	• Chocolate, cátsup, mayonesa, salsa de soya, salsa *barbecue*, teriyaki, Maggi o inglesa, otros condimentos y otros tipos de vinagre que no sean de manzana.
• Gelatina hecha en casa endulzada con estevia: dos porciones al día.	• Refrescos: normales o light.
	• Chicles de dieta o light, gelatina light de paquete.

Consejos prácticos

- Incluye 3 tazas de caldo de hueso con limón al día o prepara tu sopa de verdura con caldo de hueso.
- Alimentos que debes evitar: todos los que contengan gluten, lácteos, huevo, soya no orgánica, leche de arroz, leche de soya, azúcar, jarabe de fructosa, jarabe de maíz, endulzantes artificiales (Splenda, Canderel, etcétera), grasas trans e hidrogenadas, margarina, aceites de vegetales (maíz, soya, canola, uva y palma), conservadores, colorantes, glutamato monosódico.
- Consume 9 tazas de vegetales al día, divididas en:
    - 3 tazas de hojas verdes.
    - 3 tazas de alimentos ricos en azufre (crucíferas, cebolla, poro y ajo).
    - 3 tazas de vegetales de colores brillantes (verde, amarillo, naranja, rojo, morado, azul, negro).
- Intenta que tus carnes sean orgánicas, de libre pastoreo, pescado salvaje.

- Evita el consumo de salchichas, embutidos, jamones, tocino, salami. Si los incluyes, que sean lo más naturales posible, libres de gluten, nitrito y glutamato monosódico.
- Si quieres reducir el consumo de carnes o eres vegetariano, incluye vegetales, granos, leguminosas, semillas, nueces, frijoles y soya orgánica. Añade 2 cucharadas de linaza, semillas de cáñamo o aceite de ajonjolí en crudo a diario.
- Si eres vegano y quieres incluir soya, debe de ser orgánica, libre de transgénicos. Prefiere la soya fermentada como tempeh, tofu, natto o miso.
- Puedes incluir almidones y granos libres de gluten como camote, yuca y betabel.
- Evita usar el microondas.
- En caso de que consumas papa o yuca, ya cocida, métela en el refrigerador por 24 horas antes de consumirlas. Por ejemplo: preparo unas papas al vapor y, antes de comerlas, me aseguro de que hayan pasado 24 horas en el refrigerador. Esto es lo que permite que se forme un almidón resistente de tipo 3 o almidón retrogradado. Es un gran prebiótico y reduce la cantidad azúcares digeribles del alimento.

¿Qué debes incluir con moderación?

- Manzanas, plátano y peras. Aunque contienen fibra, su contenido de antioxidantes es bajo, así que son extras a las 9 tazas de vegetales diarias.
- Semillas y nueces deben dejarse remojar en un tazón durante 24 horas. Esto aumentará las enzimas y disminuirá el contenido de lecitinas. Puedes después cocinarlas o tostarlas para cambiar texturas. Incluye máximo 100 g al día.
- Si llegas a tomar alcohol, que solo sea alcohol que no venga de granos, como vino o tequila.

- Usa máximo 1 cucharadita al día de miel de agave, endulzante de dátil, estevia o fruta del monje.
- Incluye omega 3 de aceites crudos como linaza, cáñamo, oliva, 2 cucharadas al día, en ensaladas o smoothies.
- Para cocinar, usa aceite de aguacate, oliva, coco o ghee.
- Puedes usar vinagres sin azúcar como balsámico, de vino blanco o tinto, de coco, de manzana, y moler ciruelas frescas en cualquiera de estos vinagres.

✓ Si padeces de alguna enfermedad autoinmune te recomiendo no consumir semillas, granos, huevo, café, lácteos, aceites refinados y alcohol, y hacer tus leches vegetales en casa. Evita ingerir solanáceas como la berenjena, chiles como los pimientos y paprika, y vegetales como jitomate, tomate y papa. Aquí debemos agregar dos veces por semana vísceras de animales de libre pastoreo, como el riñón y el hígado, que son ricos en vitamina A, complejo B, hierro, zinc, carnitina, CoQ10, así como algas. Apégate lo más posible al plan de alimentación. Comenzarás a ver los beneficios hasta la tercera semana.

Te recomiendo hacer esta fase de 30 a 90 días, ir poco a poco reintroduciendo un alimento por semana, dando 5 o 7 días para reintroducir algún otro, y anotar síntomas. Esto permitirá que te des cuenta de si aparece un síntoma, antes de confundirte con otro alimento. Los alimentos bien tolerados se quedan como parte de la dieta, y aquellos que disparen síntomas deberán evitarse. Recuerda que la tolerancia a los alimentos es individual y puede cambiar con el tiempo. Existe un protocolo específico de reintroducción de dieta AIP (dieta de protocolo autoinmune, ver protocolo y pirámide del doctor Walhs).

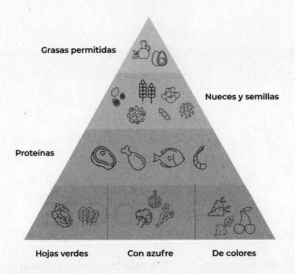

Pirámide de alimentos de la dieta Wahls*

Encuentra los menús detallados para esta fase y algunas recetas en <nathalymarcus.com>.

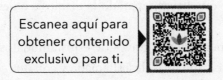

Escanea aquí para obtener contenido exclusivo para ti.

* Tomado de Wahls, A., "Mastering the Wahls diet", en *The Wahls Protocol: How I Beat Progressive MS Using Paleo Principles and Functional Medicine*, Nueva York, Penguin Random House, 2014, p. 45.

Capítulo 12

Fase 2: Regeneración

*Tu relación con la comida refleja la relación
contigo mismo. ¿Te gusta lo que ves?*

Doctora Christina Bjorndal

El objetivo de la Fase 2: Regeneración es restaurar la microbiota intestinal, una vez que hayas reparado la disbiosis o desequilibrio de tu microbiota.

En esta segunda etapa, a través de estos alimentos y suplementos, lograrás estar más sano, más desinflamado y con una composición corporal adecuada.

Objetivos de esta fase

- Continuar con la restauración de la salud digestiva.
- Seguir atacando la inflamación celular.
- Continuar con la pérdida de peso y la reducción de medidas de una forma segura.
- Tonificar y construir músculo.
- Eliminar grasa.
- Reducir la ansiedad y el apetito.
- Ayuda a absorber mejor los nutrimentos esenciales.

- Aprender a mantener estos buenos hábitos de forma permanente.
- Mejorar la sensibilidad a la insulina.

Consejos para iniciar la Fase 2: Regeneración

- Evita todos los alimentos que contengan gluten, lácteos, huevo, soya no orgánica, leche de arroz, leche de soya, azúcar, jarabe de fructosa, jarabe de maíz, endulzantes artificiales (Splenda, Canderel, etcétera). Grasas trans e hidrogenadas, margarina, aceites de vegetales (maíz, soya, canola, uva y palma). Conservadores, colorantes, glutamato monosódico.
- Consume 9 tazas de vegetales al día divididas en 3 tazas de hojas verdes, 3 tazas de alimentos ricos en azufre (crucíferas, cebolla, hongos, poro, ajo), 3 tazas de vegetales de colores brillantes (verde, amarillo, naranja, rojo, morado, azul, negro).
- Intenta que tus carnes sean orgánicas, de libre pastoreo, pescado salvaje. Evita el consumo de salchichas, embutidos, jamones, tocino, salami; si los incluyes, que sean lo más naturales posible, libres de gluten, nitrito y glutamato monosódico.
- Si quieres reducir el consumo de carnes o eres vegetariano, incluye vegetales, granos, leguminosas, semillas, nueces, frijoles y soya orgánica. Añade 2 cucharadas de linaza, semillas de cáñamo o aceite de ajonjolí en crudo a diario.
- Si eres vegano y quieres incluir soya, debe de ser orgánica, libre de transgénicos. Prefiere la soya fermentada como tempeh, tofu, natto o miso.
- Puedes incluir almidones y granos libres de gluten, como camote, yuca y betabel.
- Pon la papa o yuca cocida en el refrigerador por 24 horas antes de consumirlas. Por ejemplo: preparo unas papas al vapor y, antes de comerlas, me aseguro de que hayan pasado 24 horas en

el refrigerador. Esto es lo que permite que se forme un almidón resistente de tipo 3 o almidón retrogradado. Es un gran prebiótico y reduce la cantidad azúcares digeribles del alimento.
* Evitar usar el microondas.

¿Qué debes incluir con moderación?

* Manzanas, plátano y peras. Aunque contienen fibra, su contenido de antioxidantes es bajo, así que son extras a las 9 tazas del día.
* Semillas y nueces deben dejarse remojar en un tazón durante 24 horas. Esto aumentará las enzimas y disminuirá el contenido de lecitinas.
* Si llegas a tomar alcohol, que solo sea alcohol que no venga de granos, como vino, tequila o mezcal.
* Usa máximo 1 cucharadita al día de miel de agave, endulzante de dátil, estevia o fruta del moje.
* Incluye omega 3 de aceites crudos como linaza, cáñamo, oliva, 2 cucharadas al día, en ensaladas o smoothies.
* Para cocinar usa aceite de aguacate, oliva, coco o ghee.
* Puedes usar vinagres sin azúcar, como balsámico, de vino blanco o tinto, de coco, de manzana, y moler ciruelas frescas en cualquiera de estos vinagres.

Consejos para tener éxito en la Fase 2: Regeneración

* Continúa con el registro de tu progreso y ve anotando tus mejoras en síntomas.

- Toma agua tibia con el jugo de medio limón o una cucharada de vinagre de manzana orgánico (alternando uno cada semana) y agrega una cucharadita de cúrcuma con una pizca de pimienta de Cayena para una mejor absorción.
- Olvídate del azúcar y de la comida que más nos inflama: alcohol, refrescos, papas fritas, galletas, dulces, lácteos, trigo, maíz y soya.
- Toma máximo una taza de café al día con una cucharada de MCT y sigue con té verde.
- Toma una cucharada de aceite de cadena media: son grasas con una estructura química inusual que le permiten al cuerpo digerirlas más fácilmente. La mayoría de las grasas son disueltas en el intestino y refabricadas en una forma especial que puede ser transportada en la sangre.
- Cepíllate el cuerpo en seco con un cepillo de cerdas naturales de abajo hacia arriba, en especial atrás de las rodillas, los codos y alrededor de las axilas, donde hay más ganglios.
- Toma dos litros de agua con una pizca de sal del Himalaya o una rama de romero en caso de hipertensión.
- Brinca 25 veces todos los días.
- Suda, acude al sauna y hazte un enema de café una vez por semana.

Dieta de la Fase 2: Regeneración (de 15 a 30 días)

Ayunas

- Una taza de agua tibia con el jugo de medio limón o una cucharada de vinagre de manzana orgánico (alterna: una semana limón, otra semana vinagre) y una cucharadita de cúrcuma con una pizca de pimienta de Cayena.

- Unos 15-30 minutos después, toma un café o té verde con una cucharada de aceite MCT.

Desayuno

- Una taza de caldo de hueso para comenzar el día reparando tu intestino.
- Una copita de kéfir de coco con chía y canela (opcional).
- **Licuado saludable.** Tomar, como malteada por las mañanas, una medida de proteína vegana de menos de cuatro gramos de carbohidratos hecha de arroz, chícharo o cáñamo. Licúa una medida de esta proteína más media taza de hojas verdes como espinaca o acelga, media taza de leche de almendra o de coco, una taza de agua, media taza de frutos rojos (frambuesas, fresas o moras azules), una rebanada de aguacate o seis almendras, nueces o alguna semilla, una cucharada de crema de almendras, una cucharada de chía o de linaza molida, canela o cacao en polvo o jugo verde, con una medida de colágeno hidrolizado marino o de carne o pollo.
- *Veggie macrobiot food* (opcional). Guisa con ghee brócoli, ejotes, coliflor, calabaza, nopales, chayotes, espinacas, acelgas, poro, esparrágo, alcachofa, kale, cebolla morada (lo que te guste, velo rotando). Cuando las verduras ya estén doraditas, agrega caldo de hueso y sal de mar, y deja cocinar por 20 minutos. Disfruta este delicioso guisado diario. Puedes agregarle cúrcuma, azafrán, pimienta de Cayena, cilantro, perejil, cebolla, ajo, albahaca, eneldo o alguna especia al gusto.

Escoge una de las siguientes opciones cada día. O solo entre semana desayuna tu licuado y el fin de semana elige entre:

- *Veggie macrobiot food.*
- Dos o tres nopales o calabazas asadas con dos cucharadas de frijoles, pollo deshebrado o pavo horneado, lechuga y salsa (o verduras asadas encima; si eres vegano, con frijoles y humus o queso vegano que no sea de soya).
- Media taza de avena sin gluten o quinoa con media taza de leche de coco o de almendra, y canela.
- Dos o tres tacos de lechuga o de espinaca rellenos de dos cucharadas de humus o frijoles con pollo desmenuzado y pico de gallo.

Colación a media mañana (opcional)

- **Jugo verde:** una taza de agua, un puñado de lechuga, espinaca o col rizada (kale), un pepino, un apio, cilantro o perejil, un cuarto de jengibre crudo, fruta (media manzana verde o pera, media taza de frambuesas, un cuarto de taza de granada, cinco uvas o medio limón amarillo), o
- De 10 a 12 de semillas de girasol, almendras, nueces o pistaches, o
- Media taza de *dip* de humus con verduras, o
- Seis aceitunas y palmitos en frasco con jitomates cherry, aceite de oliva o de aguacate y sal de mar.

Comida

- **Sopa de verduras.**
- **Verdura.** Ensalada con diferentes germinados y aceite de oliva, de semilla de uva o de aguacate o chía y alguna verdura guisada. Incluye poco a poco una cucharada de algún fermentado como kimchi, miso, chucrut, pepino agrio, etcétera.
- **Proteína (escoge si se incluye en la comida o en la cena).** Pollo orgánico, salmón salvaje u otro pescado, pavo orgánico (nada de papa, maíz, edamames, trigo o soya).
- **Grasa.** La quinta parte de un aguacate y seis aceitunas.

- **Cereal (escoge si se incluye en la comida o en la cena).** Medio camote, o media taza de quinoa o de frijol, lenteja, chícharo, alubia, arroz integral o salvaje, o pasta de quinoa una vez al día.

Colación a media tarde (opcional)

- Té verde o matcha, leche de coco o almendra, y estevia, o
- Pudín de chía o trufa de cacao, o
- Un dátil relleno de crema de almendra, o
- Dos cuadritos de chocolate con 80% de cacao.

✓ Terminando la colación puedes empezar ayuno intermitente.

Cena

Si deseas cenar, que sea temprano y ligero (tres horas antes de dormir), y luego empeza el ayuno intermitente.

- **Verdura.** Sopa de verduras o crema hecha con agua de alguna verdura o verdura guisada con germinados, o sopa de verduras con media taza de frijoles, lentejas o haba, o sopa de lenteja, chícharo, alubia o garbanzo (nada de papa, maíz, edamames, trigo o soya).
- **Grasa.** La quinta parte de un aguacate y seis aceitunas.
- **Licuado.** Como el de la mañana, sin fruta.
- Comienza el ayuno intermitente al terminar la colación.

✓ Durante el ayuno puedes tomar una taza caldo de hueso.

Todos los días de esta fase

- **Agua.** Toma dos litros de agua simple o con una cucharada de clorofila o espirulina durante el día o tres cápsulas con el desayuno.

- **Suplemento de prebiótico con probiótico** (cápsulas de varias cepas de bacterias). Una o dos cápsulas en ayunas.
- **Enzimas digestivas.** Toma una cápsula antes del desayuno, una antes de comer y una antes de cenar.
- **L-glutamina.** Para sellar el intestino, una cucharada en polvo (5 g) en un vaso de agua o en el jugo verde o licuado del desayuno.
- **Magnesio.** Una cápsula por la noche junto con dos cápsulas de butirato.
- **Omega 3.** Una cápsula con el desayuno.
- **Ejercicio.** Mínimo de 30 a 45 minutos diarios, cuatro o cinco días por semana (cardiovascular: caminadora, elíptica, baile, correr, bicicleta, HIIT). Agrega 30 minutos de ejercicio funcional con ligas, pesas y resistencia, al menos tres veces por semana.
- **Sauna o vapor.** Dos veces por semana, mínimo 20 minutos.
- **Enema de café.** Una vez por semana.

Sigue con los suplementos de la Fase 1: Reparación, como butirato (ahora la dosis es solo de dos cápsulas en la noche), enzimas antes de cada comida, omegas, magnesio, clorela y fibra de acacia. Suspende tus desparasitantes botánicos.

Agrega suplementos como:

- **Vitamina D3 + K2.** De 2 000 a 5 000 UI (compra ambos en la misma fórmula).
- **Vitamina C.** Un gramo por la mañana, con el desayuno.
- **Complejo de minerales quelados.** Dos cápsulas diarias (zinc, cobre, potasio, selenio, molibdeno) con el desayuno.
- **Cúrcuma.** Una cápsula de 400 mg con bioperina, diario con el desayuno.
- **Ubiquinol.** Una cápsula de 200 mg (ayuda a generar energía y estimular la producción de HDL, colesterol bueno) por la mañana junto con la ingesta de grasa (almendra o aceite de aguacate o de

oliva para mejorar su absorción) o con café o té con una cucharada de MCT.

✓ Al dejar frutos secos, leguminosas y semillas en remojo, nuestro cuerpo absorbe mejor los minerales y las proteínas. También los ácidos grasos esenciales y los oligosacáridos se vuelven más digeribles. Remoja entre seis y 12 horas en agua abundante (deben ser frutos secos crudos, no tostados, y semillas para germinación). Cambia el agua dos o tres veces. Enjuaga bien y escurre. ¡Ya se pueden consumir!

Remoja las leguminosas toda la noche en agua, tira el agua por la mañana y vuelve a desechar el agua en el primer hervor para eliminar efectos indeseables, como gases y distención abdominal, y así mejorar su biodisponibilidad.

Guía de alimentos a incluir y a evitar en la Fase 2: Regeneración

Comida a incluir	Comida a excluir
• Caldo de hueso, mínimo una taza al día. • Una taza de café orgánico al día, máximo. • Todos los tés son de consumo libre. Incluye dos tazas de té verde y matcha al día.	• Alcohol.
• Frutas: todas las frutas enteras, sin azúcar, congeladas. Intenta que sean crudas para aprovechar la fibra. • Todas las verduras: acelga, alcachofa, apio, berro, brócoli, calabacín, calabaza, col, coles de Bruselas, coliflor, espárragos, espinaca, hinojo, pepino, puerro, setas.	• Frutas en lata o jugos diluidos.

Comida a incluir	Comida a excluir
• Raíces: camote, cebolla, jengibre, jícama (con moderación), nabo, rábano, remolacha, zanahoria.	
• Sustitutos de lácteos: bebidas vegetales de nueces como macadamia, leche de almendras, de semillas de girasol, de coco, semillas de cáñamo o yogurt de coco o de nueces sin azúcar. • Opcional: una copa tequilera de kéfir de coco con canela antes del desayuno.	• Lácteos: leche, quesos (panela, Oaxaca, de cabra, manchego, cottage), crema, yogurt, mantequilla, helado, helado de yogurt, sustitutos de cremas. • Kéfir de leche de vaca, oveja o cabra.
• Granos sin gluten y almidón: camote, yuca, arroz integral o salvaje, farro, pasta de quinoa, avena sin gluten y amaranto. • En esta etapa incluye harina de yuca para preparar panes y postres. Usa harinas de yuca, coco, almendra, amaranto, chufa (*tiger nut*), arrurruz (*Maranta arundinacea*).	• Papa, elote, maíz, trigo (pan, pasta, galletas, harina, barritas).
• Proteína animal: pollo, salmón salvaje, atún, trucha, sardinas, anchoas, macarela, pechuga de pavo horneada.	• Carne de res o de cerdo, embutidos (carnes frías), mariscos.
• Proteína vegetal: dos cucharadas de semillas de cáñamo (*hemp seeds*) o media taza de frijol, lenteja, chícharo, haba, garbanzo o alubia, o humus. • Algas.	• Huevo: de preferencia hasta la Fase 3: Reseteo; si lo decides incluir, que sea orgánico y solo una o dos veces por semana. Monitorea tus síntomas al incluirlo.

Comida a incluir	Comida a excluir
• Semillas: nueces, almendra, ajonjolí, semillas de calabaza, aceitunas, pepitas, pistaches, semillas de girasol, chía, linaza, mostaza, cáñamo y tahini.	• Cacahuates y crema de maní.
• Endulzante: estevia o fruta del monje.	• Azúcar refinada, azúcar blanca o morena, miel, jarabe de maple, jarabe de maíz de alta fructosa, Splenda, Canderel, jugo de caña evaporado.
• Condimentos: vinagre. • Hierbas: albahaca, cilantro, citronela, eneldo, estragón, hierbabuena, laurel, lavanda, manzanilla, mejorana, menta, perejil, romero, salvia y tomillo. • Especias: pimienta, algarrobo, comino, jengibre, mostaza, ajo, azafrán, canela, clavo, cúrcuma, jengibre, sal de mar y del Himalaya. • En la despensa: aceitunas, palmitos en frasco, aminos de coco, anchoas en frasco, copos de coco, chocolate amargo o con 80% de cacao, salmón salvaje, sardinas en frasco, vinagre de coco o de manzana.	• Chocolate, cátsup, mayonesa, salsa de soya, salsa *barbecue*, teriyaki, Maggi o inglesa y otros condimentos. • Alimentos procesados: papitas, aditivos alimentarios, chatarra, dulces, pan y pastelitos empacados, etcétera.
• Gelatina hecha en casa endulzada con estevia: una a dos porciones al día.	• Refrescos con y sin azúcar.
• Media taza de kombucha: tres veces por semana.	• Chicles de dieta o light, gelatina light de paquete.

Encuentra los menús detallados para esta fase y algunas recetas en
<nathalymarcus.com>.

Escanea aquí para obtener contenido exclusivo para ti.

Capítulo 13

Fase 3: Reseteo para el resto de tu vida

*Practica decir "no" a las cosas que no son buenas para ti
y, con el tiempo, te resultará más fácil hacerlo.*

Doctor Daniel G. Amen

Estilo de vida antiinflamatorio permanente

La inflamación es una respuesta del sistema inmunitario para proteger al organismo de infecciones y lesiones. Es importante disminuir las inflamaciones y mantener un sistema inmune sano que pueda responder adecuadamente. Existe una percepción errónea de que es una entidad aislada y por fuerza patológica. Es un proceso dinámico, complejo, sistémico y multifactorial. El programa antiinflamatorio es para que vivas más sano, con más energía, desinflamado y con un peso ideal de por vida.

Objetivos de esta fase

- Mantener sano el aparato digestivo.
- Cuidar y reducir la inflamación celular, la raíz de todas las enfermedades.
- Mejorar tu composición corporal.

- Conservar y tonificar la masa muscular.
- Prevenir enfermedades.
- Continuar absorbiendo mejor los nutrimentos esenciales.
- Permanecer en estos buenos hábitos en forma permanente como un estilo de vida y no una dieta más.
- Comenzar a un proceso de medicina prolongevidad y revertir tu edad biológica.

Consejos para iniciar la Fase 3: Reseteo

- Alimentos a evitar: todos los alimentos que contengan leche de soya, azúcar, jarabe de fructosa, jarabe de maíz, endulzantes artificiales (Splenda, Canderel, etcétera). Grasas trans e hidrogenadas, margarina, aceites de vegetales (maíz, soya, canola, uva y palma). Conservadores, colorantes, glutamato monosódico.
- Consume 9 tazas de vegetales al día, divididas en 3 tazas de hojas verdes, 3 tazas de alimentos ricos en azufre (crucíferas, cebolla, hongos, ajo), 3 tazas de vegetales de colores brillantes (verde, amarillo, naranja, rojo, morado, azul, negro).
- Intenta que tus carnes sean orgánicas, de libre pastoreo, pescado salvaje. Evita el consumo de salchichas, embutidos, jamones, tocino, salami; si los incluyes que sean lo más naturales posible, libres de gluten, nitrito y glutamato monosódico.
- Si quieres reducir el consumo de carnes o eres vegetariano, incluye vegetales, granos, leguminosas, semillas, nueces, frijoles y soya orgánica. Añade 2 cucharadas de linaza, semillas de cáñamo o aceite de ajonjolí en crudo a diario.
- Si eres vegano y quieres incluir soya, debe ser orgánica, libre de transgénicos. Prefiere la soya fermentada como tempeh, tofu, natto o miso.

- Puedes incluir almidones y granos libres de gluten como papa, camote o yuca.
- Pon la papa o yuca cocida en el refrigerador por 24 horas antes de consumirlas. Por ejemplo: preparo unas patatas al vapor y, antes de comerlas, me aseguro de que hayan pasado 24 horas en el refrigerador. Esto es lo que permite que se forme un almidón resistente de tipo 3 o almidón retrogradado. Es un gran prebiótico y reduce la cantidad azúcares digeribles del alimento.
- Evita usar el microondas.
- Mastica despacio.
- Si llegas a tomar alcohol, que solo sea alcohol que no venga de granos, como vino, tequila o mezcal.
- Usa máximo una cucharadita al día de miel de agave, endulzante de dátil, estevia o fruta del monje.
- Incluye omega 3 de aceites crudos como linaza, cáñamo, oliva, 2 cucharadas al día en ensaladas o smoothies.
- Para cocinar usa aceite de aguacate, oliva, coco o ghee.
- Si vas a comer pan, que sea sin gluten, de masa madre o de la marca Ezekiel.
- Puedes usar vinagre balsámico, de vino blanco o tinto, de coco, de manzana, y moler ciruelas frescas en cualquiera de estos vinagres.
- Procura no ayunar por más de 14 horas en caso de que padezcas fatiga adrenal, alguna enfermedad que no esté controlada como hipotiroidismo, problemas hormonales, etcétera. Y si eres mujer, no excedas las 16 horas de ayuno. Escucha tu cuerpo.
- Cuida tu estilo de vida: sueño, manejo del estrés, actividad física, etcétera.

Consejos para tener éxito en la Fase 3: Reseteo

- El peso no es un indicador de tu estado de salud y únicamente confunde y genera ansiedad. En caso de que necesites pesarte, que sea solo una vez por semana bajo las mismas condiciones, en ayunas, sin ropa, en martes, por ejemplo.
- Toma agua tibia en ayuno, con el jugo de medio limón o una cucharada de vinagre de manzana orgánico (alterna entre uno y otro cada semana).
- Olvídate del azúcar y de la comida que más nos inflama, como el alcohol, los refrescos, las papas fritas, las galletas, los dulces, los lácteos, el trigo y la soya.
- Toma máximo de una a dos tazas de café al día y sustitúyelo por té verde, matcha, té de jengibre con canela, té de verduras dulces o de shiitake macrobiótico.
- Cepíllate el cuerpo en seco con un cepillo de cerdas naturales de abajo hacia arriba, en especial atrás de las rodillas, los codos y alrededor de las axilas, donde hay más ganglios.
- Toma dos litros de agua al día.
- Brinca 25 veces todos los días.
- Suda, acude al sauna y hazte un enema de café cada 15 días o una vez al mes.

Te recomiendo que adoptes los siguientes alimentos como parte de tu vida:

- **Omega 3:** macarela, anchoas, sardinas, arenque y salmón salvaje, linaza y chía.

- **Melatonina:** huevos orgánicos, pescado, nueces, linaza, espárragos, brócoli y pepino.
- **Triptófano (para producir serotonina):** pavo y otras carnes, gabanzos y camote o papa dulce.
- **Alimentos ricos en micronutrientes:** maca, *wheat grass* y otros *superfoods*.
- **Hierbas y especias:** cúrcuma, azafrán, comino, pimienta negra y de Cayena, canela, romero, salvia, jengibre y menta.
- **Aceite de oliva extra virgen.**
- **Café orgánico:** menos de 400 mg al día.
- **Alimentos para el cerebro y microbiota, ricos en polifenoles:** frutos rojos, berenjena, té verde, kale, cacao, alcaparras, betabel, ciruela morada, cereza, cebolla y col morada.
- **Prebióticos:** chucrut, kimchi, pepinos agrios, miso y tempeh.
- **Probióticos:** kombucha y kéfir.

Dieta de la Fase 3: Reseteo

Ayunas

- Una taza de agua tibia con el jugo de medio limón o una cucharada de vinagre de manzana orgánico (alternar: una semana limón, otra semana vinagre).
- Después de 15-30 minutos, toma café o té de matcha con una cucharada de aceite MCT.

Desayuno

- Rompe el ayuno con una copita de kéfir de coco, de leche de vaca, de oveja o de cabra. Rótalos, no consumas lo mismo cada día.
- **Licuado saludable.** Tomar, como malteada por las mañanas, una medida de proteína vegana de menos de cuatro gramos de car-

bohidratos hecha de arroz, chícharo o cáñamo, o de proteína keto hecha con caldo de hueso. Licúa una medida de esta proteína más media taza de leche de almendra o coco, una taza de agua, media taza de frutos rojos (frambuesas, fresas o moras azules), una cucharada de chía, una cucharada de linaza molida, una cucharada de aceite de coco orgánico y cacao o canela en polvo. Se puede alternar con un jugo verde mezclado con una cucharada de colágeno hidrolizado.

- *Veggie macrobiot food* (opcional). Guisa con ghee brócoli, ejotes, coliflor, calabaza, nopales, chayotes, espinacas, acelgas, poro, esparrágo, alcachofa, kale, cebolla morada (lo que te guste, velo rotando). Cuando las verduras ya estén doraditas, agrega caldo de hueso y sal de mar, y deja cocinar por 20 minutos. Disfruta este delicioso guisado diario. Puedes agregarle cúrcuma, azafrán, pimienta de Cayena, romero, salvia, cilantro, perejil, cebolla, ajo, eneldo, albahaca o alguna especia al gusto.

Si aún tienes hambre escoge una pieza o una taza de fruta natural (de preferencia frutos rojos, ciruela morada o cerezas) y alguna de las siguientes opciones:

- Dos huevos orgánicos al gusto con verduras orgánicas y la quinta parte de un aguacate (máximo una o dos veces por semana).
- Dos a tres nopales o calabazas asadas, con frijoles, pollo deshebrado, lechuga y salsa. O con verduras, humus o frijoles y queso vegano (si eres vegano o prefieres disminuir tu consumo de proteína animal).
- Media taza de avena sin gluten, farro o quinoa cocida con media taza de leche de coco o almendra, y canela.
- Dos a tres tacos de espinacas o acelgas asadas, con alguna verdura guisada, como nopales, rajas o chayotes y pico de gallo.
- Trucha blanca, sardina o salmón salvaje con aceite de oliva, alcaparras, jitomate, arúgula, aguacate, cebolla morada, cilantro y una tortita de arroz integral.

- Guisado de flor de calabaza, rajas y nopales con salsa verde o roja, dos cucharadas de frijoles, una tortilla de nopal o de maíz, o una arepa, o una tortita de arroz integral.
- Un pan sin gluten, de masa madre o marca Ezekiel, o dos tortitas de arroz integral o de quinoa, con aguacate, verduras crudas o asadas, germinadas o en brotes, humus, jitomate deshidratado, aceitunas, semillas de cáñamo y aceite de oliva (máximo dos veces por semana).

Colación a media mañana (opcional)

- **Jugo verde.** Con una taza de agua, un puñado de lechuga, espinaca o col rizada (kale), un pepino, una rama de apio, cilantro o perejil, un cuarto de raíz de jengibre crudo, media taza de fruta (media manzana verde o pera, media taza de frambuesas, un cuarto de taza de granada o cinco uvas), una pizca de pimienta de Cayena y una pizca de cúrcuma, o
- Media taza de kombucha o un jugo de tomate natural (rotar), 10 a 12 de semillas de girasol, almendras, nueces o pistaches y verduras como apio, pepino o zanahoria, o
- Seis aceitunas, palmitos de frasco, jitomates cherry con aceite de oliva y sal de mar.

> ✓ Si no tomas el jugo verde en el desayuno, puedes tomarlo en la colación.

Comida

- **Sopa de verduras** o alguna entrada, como sashimi, ceviche, carpacho (sin queso), más proteína y grasa.
- **Verdura.** Ensalada con diferentes germinados con aceite de oliva, de semilla de uva o de aguacate o chía o alguna verdura guisada. Incluir una cucharada de algún fermentado como kimchi, chucrut, pepino agrio, etcétera.

- **Proteína.** Pollo orgánico, salmón u otro pescado o mariscos, y carne roja dos veces al mes, máximo, o tofu, queso vegano, miso o tempeh.
- **Grasa.** La quinta parte de un aguacate o seis aceitunas, y aceite de oliva extra virgen.
- **Cereal.** Medio camote, o media taza de quinoa o frijol, lenteja, chícharo, alubia, farro, arroz integral o salvaje, o pasta de quinoa. En caso necesario, incluye media arepa o una tortilla de maíz una vez por semana, o máximo una tortilla o dos tostadas de maíz orgánico, de nopal o medio elote. Escoge si lo consumirás en la comida o en la cena.
- **Alcohol el fin de semana.** Toma de una a dos copas de vino tinto, tequila o mezcal el fin de semana, y cuando lo hagas elimina tu porción de cereal porque cada copa de alcohol equivale a una porción de cereal.

Colación a media tarde (opcional)

- Una taza de té verde o matcha con leche de coco o leche de almendra y estevia o leche dorada, o
- Pudín de chía o trufa de cacao o de dátil con crema de almendra, o
- Dos cuadritos de chocolate amargo o algún postre saludable.

Cena

De preferencia cena temprano y ligero (tres horas antes de dormir) y empieza el ayuno. Después de eso solo puedes tomar una taza de caldo de hueso con el jugo de medio limón, pues no rompe el ayuno.

- **Sopa de verduras** o crema hecha con agua de alguna verdura con proteína animal o de preferencia vegetal y grasa (procura no incluir cereales de noche o eliminar su ingesta a medio día si pretendes incluirlos en la cena).

- **Proteína.** Salpicón de trucha, o hamburguesa de salmón salvaje en hoja de lechuga, o sardinas, o una pieza de salmón salvaje u otro pescado o pollo, o tacos de lechuga con pechuga de pavo horneada, o ceviche o sashimi sin queso, y, si eres vegano o quieres disminuir tu consumo de proteína animal, escoge media taza de lentejas, germinados, habas, alubias, frijoles o humus más media taza de quinoa, farro, camote o arroz integral o salvaje, o ceviche de palmitos con edamames y ajonjolí.
- **Verdura.** Ensalada o verduras guisadas con queso vegano, sin soya, o de cabra o feta de cabra o de oveja, una o dos veces por mes.
- **Grasa.** La quinta parte de un aguacate o seis aceitunas o un licuado como el de la mañana, pero sin fruta, y con canela o cacao.

Ayuno intermitente. Desde la comida o colación (14-16 horas para las mujeres y 16-18 horas para los hombres). Como algo opcional, puedes practicar OMAD (*one meal a day*, es decir, comer una vez al día) una vez por semana o al menos una vez al mes.

Todos los días de esta fase

- **Agua.** Tomar dos litros de agua simple.
- **Pre y probióticos.** Cápsulas de cepas de bacterias combinadas con prebióticos FOS, conocidos como fructoligosacáridos, con un mínimo de 20 billones de cepas. Una o dos cápsulas en ayunas. Toma un frasco durante un mes y descansa de uno a dos meses para lograr una buena colonización. Repite tres o cuatro veces al año, rotando el probiótico con diferentes cepas. Nunca uses el mismo probiótico por más de 6 meses.
- **Omega 3, 6, 7 y 9.** Dos cápsulas por la noche (tanto hombres como mujeres).
- **Cúrcuma.** Una cápsula de 400 mg con bioperina, diario con desayuno.

- **Ubiquinol.** Una cápsula de 200 mg por la mañana junto con la ingesta de grasa (almendra o aceite de aguacate o de oliva para mejorar su absorción), o con café o té con una cucharada de MCT.
- **Vitamina D3 y K2.** Ingiere 2000 UI por la mañana (según tus valores de laboratorio. Un rango óptimo de vitamina D3 es de 50 a 80; dependiendo de tus niveles en sangre, si estás por debajo de 50, te recomiendo tomar 5000 UI; si estás arriba de 50, te recomiendo tomar 2000 UI).
- **NAD+** (en su forma de NMN o NMR, fórmula antiedad que ayuda a cambiar tu edad biológica, producir energía y reemplazar tu células viejas por nuevas). Toma 500 mg diarios de NAD + o de 500 mg a 1 g diario de NMN por la mañana.
- **Astaxanthin.** Toma 4 mg diarios por la mañana.
- **Resveratrol** (para antiedad y protección celular). Una cápsula diaria de 400 mg por la mañana.
- **Vitamina C con bioflavonoides.** Un gramo por la mañana.
- **Minerales quelados o multivitamínico.** Dos cápsulas diarias por la mañana.
- **Fórmula de adaptógenos** (combinación para estrés). Ashwagandha, rhodiola, reishi, coriolus, vitamina B5, vitamina C, regaliz, melena de león. Dos cápsulas diarias por la mañana.
- **Magnesio.** Una cápsula por la noche.
- **Termogénico.** Fórmula que contenga 500 mg de L-carnitina, 200 mg de cromo y té verde antes del ejercicio.
- **Ejercicio.** Haz mínimo de 30 a 40 minutos diarios de ejercicio de intervalos cardiovascular, cinco veces por semana (caminadora, HIIT, elíptica, baile, correr, bicicleta). Agrega 30 minutos de ejercicio funcional con ligas, pesas y resistencia mínimo tres veces por semana. Complementa con yoga, pilates, tai chi, para estirar vértebras y mejorar tu coordinación, postura y tus niveles de cortisol.
- **Sauna o vapor.** Dos veces por semana de 20 a 40 minutos.
- **Enema de café o de manzanilla.** Una vez por mes cuando sientas que abusaste del alcohol, de ciertos alimentos o te sientas inflamado y estreñido.

✓ Para eliminar metales pesados, en caso de comer sushi con salmón o atún, o teñirte el cabello, te recomiendo tomar 3 cápsulas de clorela o espirulina.

Guía de alimentos a incluir y a evitar en la Fase 3: Reseteo

Comida a incluir	Comida a excluir
• Una a dos tazas de café orgánico al día, máximo. • Té verde libre. • Alcohol: el fin de semana y de forma esporádica. Mezcal, tequila o vino tinto con moderación.	• Ron, coñac, licores altos en azúcar.
• Frutas: todas, de preferencia crudas y enteras, sin azúcar, congeladas; dátiles y jícama de vez en cuando (dos dátiles equivalen a una fruta). • Verduras: todas.	• Frutas en lata o jugos diluidos.
• Sustitutos de lácteos: leche de arroz, avena, nueces como almendras, coco, cáñamo o semillas de cáñamo, quesos veganos de coco y nueces. • Queso de cabra o feta de cabra o de oveja: una vez por semana, máximo dos semanas por mes. • Rota el consumo de kéfir de coco o leche de vaca, cabra, oveja, y consume yogurt griego de forma esporádica.	
• Granos sin gluten y almidón: arroz, camote, yuca, papa, pasta de quinoa o sin gluten, integral o salvaje, avena, amaranto, quinoa, farro, kamut, mijo, amaranto; maíz una vez por semana, si es orgánico o de nixtamal.	• Gluten una a dos veces al mes, máximo.

Comida a incluir	Comida a excluir
• De forma eventual, pan marca Ezekiel, de masa madre o sin gluten. • Harinas sin gluten de avena, amaranto, almendra, coco, yuca, arrurruz (*arrowroot*), harina de chufa (*tiger nut*).	
• Proteína animal: pollo, trucha, sardinas, anchoas, salmón salvaje, atún u otros pescados, pechuga de pavo horneada, mariscos; en caso necesario, carne roja de libre pastoreo una o dos veces al mes. • Proteína vegana: dos cucharadas de semillas de cáñamo (*hemp seeds*), frijol, lenteja, chícharo, alubia, garbanzo o haba, humus, edamames y algas.	• Embutidos cárnicos.
• Huevo orgánico: máximo dos veces por semana.	
• Semillas: nueces, almendra, ajonjolí, semillas de calabaza, macadamias, de Brasil, pepitas, aceitunas, pistaches, semillas de girasol, anís, linaza, chía, mostaza y cáñamo.	• Crema de maní, cacahuates.
• Endulzantes: estevia, fruta del monje, miel de dátil.	• Azúcar refinado, azúcar blanca o morena, miel, jarabe de maíz de alta fructosa, Splenda, Canderel, jugo de caña evaporada. • Alimentos procesados: papitas, aditivos alimentarios, chatarra, dulces, pan y pastelitos empacados, etcétera.
• Condimentos: vinagre, todas las especias, incluyendo sal, pimienta, albahaca, algarrobo, canela, comino, eneldo, ajo,	Cátsup, mayonesa, salsa de soya, salsa *barbecue*, teriyaki, Maggi o salsa

Comida a incluir	Comida a excluir
jengibre, mostaza, orégano, perejil, romero, estragón, tomillo, cúrcuma. • Chocolate amargo o con 80% de cacao.	inglesa y otros condimentos solo en ocasiones especiales o comidas libres en fin de semana.
• Gelatina hecha en casa endulzada con estevia: una a dos porciones al día. • Incluir media taza de kombucha tres veces por semana.	• Refrescos, chicles de dieta o light, gelatina light de paquete.

Rotación de alimentos

Yo recomiendo rotar todo, las verduras, las frutas, las semillas, la proteína, los licuados y, en especial, los suplementos por dos razones:

- Para obtener diferentes nutrimentos, vitaminas, minerales, y no acostumbrar al cuerpo a recibir lo mismo, lo que podría causar carencias de alguno, y para mejorar la diversidad de tu microbiota.
- Lo que te satura te inflama y te hace daño, así que la rotación es la clave de la desinflamación y para seguir quemando grasa, eliminar sensibilidades y mejorar síntomas como dermatitis, alergias, colitis, fatiga y más.

Es importante rotar los probióticos porque cada uno tiene diferentes cepas con diferentes beneficios específicos para tu salud. Toma un frasco completo por uno a tres meses y luego toma otro. Puedes descansar de los suplementos el fin de semana, si quieres, y al menos cada tres meses debes dejar su consumo por un mes para que tu hígado y riñones descansen también.

A mí en particular me gusta rotar los antioxidantes para siempre tener una reserva en mi cuerpo para combatir el envejecimiento, el estrés oxidativo y las enfermedades.

Días libres

Si ya pasaste las tres fases y te sientes desinflamado y con energía, es momento de que hagas una a dos comidas libres a la semana, escuchando tu cuerpo, y procedas con el ayuno intermitente en la siguiente comida.

Te aconsejo que nunca hagas dos comidas libres el mismo día porque subirás de peso y te inflamarás.

Escoge un desayuno, comida o cena, y cuídate en las otras dos comidas, es decir, si decidiste hacer una comida libre, entonces desayuna y cena de acuerdo con el plan. Cena ligero, únicamente verduras, una gelatina, un caldo de hueso o un licuado, o no cenes si no tienes hambre: practica el ayuno intermitente.

Te recomiendo una comida libre el sábado y una el domingo, y cuidarte en las demás comidas. Desinflamarte entre semana, inflamarte un poco el fin de semana. Así aprenderás a nunca volver a inflamarte ni subirás de peso nunca más. Es un estilo de vida, no una dieta.

> √ Si te sientes muy inflamado y te sobrepasaste el fin de semana, haz un lunes de la Fase 1: Reparación para desinflamarte. Si te tomaste mucho tiempo de vacaciones y te sientes cansado, inflamado e intoxicado te recomiendo hacer mínimo los 14 días de la Fase 1: Reparación, y de ahí pasar de nuevo a la Fase 3: Reseteo.

Lunes de eliminación

Hazte un enema de café o manzanilla si te sientes muy intoxicado e inflamado de un día hasta tres días seguidos. Los domingos por la noche es un excelente momento para hacerlo.

El lunes te recomiendo seguir el menú antiinflamatorio que te comparto a continuación, alto en fibra y en alimentos que limpian tu hígado, tus riñones, y eliminan toxinas que provienen de los abusos alimentarios. De preferencia, hazla todos los lunes para darle un descanso a tu metabolismo, sentirte ligero de nuevo y recuperar tu vitalidad y bienestar.

> ✓ Si te sientes muy inflamado y te sobrepasaste el fin de semana, toma dos cápsulas de carbón activado por la noche del domingo y del lunes.

Menú antiinflamatorio

Este día elimina lo siguiente de tu dieta: café, soya, huevo, lácteos, trigo, azúcar, alimentos procesados, maíz, leguminosas, camote, quinoa, papa y arroz. Disminuye el consumo de proteína animal y lleva una dieta con casi 80% de vegetales.

Desayuno

- Una taza de agua tibia con una cucharada de vinagre orgánico de manzana.
- **Jugo verde.** Incluir siempre apio y perejil o licuado vegano de proteína y té de jengibre con canela y cúrcuma.
- *Veggie macrobiot food* (opcional). Guisa brócoli, ejotes, coliflor, calabaza, nopales, espinacas, acelgas, chayote, poro, esparrágo, alcachofa, cebolla morada, kale (lo que te guste irlo rotando) con ghee. Ya que esté doradito, agrégale caldo de hueso y sal de mar, y déjalo cocinar por 20 minutos. Disfruta de este delicioso guisado diario. Puedes agregarle azafrán, cúrcuma, pimienta de Cayena, cilantro, perejil, cebolla, ajo, albahaca, eneldo o alguna especia al gusto.

Colación

- Té verde, verduras crudas, 10 aceitunas y caldo de hueso.

Comida

- **Verduras.** Sopa de verduras hecha con agua o consomé con verduras, ensalada verde o verduras cocidas o asadas y una cucharada de aceite de oliva.
- **Grasa.** Una rebanada de aguacate.
- **Proteínas.** Pescado o salmón asado con aceite de oliva.
- **Té verde o matcha.**

Colación

- **Té de jengibre con canela.**
- **Caldo de hueso con verduras.** Puedes hacer una variación en tu receta de caldo de hueso y agregar verduras verdes (a lo que se le conoce como *green bone broth* o caldo de hueso verde): licúa tu caldo de hueso con media taza de acelgas, ejotes, kale o espinacas crudas, apio, chayote, limón, jengibre y sal de mar.

Cena

Puedes empezar el ayuno intermintente y solo comer caldo de hueso con limón. Si quieres cenar, hazlo temprano.

- **Caldo de hueso.** Con acelgas, espinacas, limón, azafrán, cúrcuma, alcachofa cocida o espárragos.
- Teppanyaki de verduras asadas sin soya.
- Ensalada verde.
- Nopales y un cuarto de aguacate.
- Té de manzanilla.

Encuentra los menús detallados para esta fase y algunas recetas en <nathalymarcus.com>.

Escanea aquí para obtener contenido exclusivo para ti.

Capítulo 14

Mi rutina semanal

Lunes a viernes

7:00-7:30 a.m. Meditación, respiraciones y una práctica de agradecimiento.

Antes del ejercicio. Tomo una cápsula de Reset o Shot T-Green en agua.

Ejercicio. Hago pilates, pesas y resistencia, barra o caminata (voy alternando). Me gusta hacer diferentes ejercicios para trabajar diferentes músculos del cuerpo y áreas del cerebro.

Después del ejercicio. Tomo una taza de agua con una cucharada de vinagre de manzana o el jugo de medio limón (voy alternando), más dos cápsulas de G Factors (para sellar mi intestino y desinflamar) y un buen probiótico (con diferentes cepas, de acuerdo con mi prueba GI-MAP, cinco meses al año).

Antes del baño. Cepillo mi cuerpo con un cepillo de cerdas naturales.

Baño. Termino mi baño con un minuto de agua fría.

9:30 a.m. Desayuno. Rompo mi ayuno de 16 horas con un café con mi colágeno Creamer.

9:30-10:00 a.m. Tomo un smoothie con proteína Gut Optimizer o G Free o con proteína vegana, preparado con una taza de agua y media taza de bebida vegetal de coco, almendra o macadamia, media taza de kéfir de leche de coco o de vaca, una cucharada de linaza molida, una cucharada de chía molida, media taza de fruta (que voy rotando), y diferentes *superfoods* en polvo, como baobab, maki berry, matcha, açai, granada, amla, etcétera.

12:00 p.m. Colación. Tomo un *shot* de cúrcuma, limón y jengibre, un jugo verde sin fruta o 10 aceitunas.

3:00 p.m. Comida. Siempre empiezo con una sopa de alguna verdura hecha con caldo de hueso; luego una ensalada con diferentes lechugas, acelga, kale, espinaca, arúgula, cebolla morada, aguacate, palmito o algún guisado de verduras. El plato fuerte es salmón salvaje u otro pescado, con frijol, lenteja o alubias, y algún tubérculo como camote, betabel o arroz integral o salvaje, farro o quino.

4:00-5:00 p.m. Colación. Tomo leche dorada, té de matcha o café, con un pedazo de chocolate amargo o una taza de fruta con nueces. Esa es mi última comida y comienzo mi ayuno intermitente.

8:30-9:00 p.m. Tomo una taza de caldo de hueso con limón y té relajante, como 7×7, de jengibre con manzanilla o de menta fresca.

Una o dos veces por semana

9:00 p.m. Sumerjo mis pies en sales de Epsom o Jentschura por 20 minutos.

Antes de dormir sigo una rutina de sueño. Hago una limpieza de radiación y electromagnetismo: activo en mi celular el modo avión para desactivar el wifi. Me pongo mis lentes rojos, diseñados específicamente para reducir la cantidad de luz azul que llega a mis ojos y evitar que me cause daños. Practico la aromaterapia con esencias como lavanda: inhalo profundo varias veces y agradezco por mi día.

Los fines de semana

- Trato de comer de todo en equilibrio para que mi microbiota se acostumbre a diferentes alimentos y así evitar que desaparezcan las bacterias que los metabolizan, ya que si faltan no podrás digerirlos.
- Incluyo dos copas de vino, mezcal o tequila.
- Busco ir a la naturaleza y conectarme con ella. Practico yoga, hago una caminata intensa o escalo.
- Procuro meterme al sauna por 30 minutos.
- Exfolio mi cuerpo con sales del Himalaya o MeineBase y aceite de coco orgánico.

Capítulo 15

Aprendiendo a comer

Esta es la verdad detrás de la comida procesada y cómo convertirte en un comedor inteligente. ¡El poder de cómo te sientes y cómo te ves está en las elecciones de lo que comes todos los días!

NATHALY MARCUS

Como ya lo habrás notado y como lo he mencionado a lo largo de este libro, una buena salud y una imagen que te agrade de ti mismo no tienen nada que ver con hacer dietas. Se trata de llevar una alimentación "limpia", sana, y que forme parte de tu estilo de vida. En donde no tengas que preocuparte por comerte un delicioso postre el fin de semana si se te antoja. Aprender a comer no es más que preferir los alimentos saludables y excluir los que no lo son. Si llegaste hasta aquí, ya habrás aprendido cuáles son los nueve disparadores de la inflamación que debes evitar y cuáles son los alimentos que verdaderamente te nutren. Ya sabes que en tu plan de alimentación deben predominar los alimentos integrales como las verduras, las frutas de bajo índice glicémico y los granos enteros, además de proteínas y grasas saludables. Y también ya sabes que tienes que eliminar los alimentos altamente procesados, esos para los que, si quieres pronunciar sus ingredientes, necesitas ayuda de un ingeniero químico. Además, eliminar aderezos, endulzantes, aceites, conservadores, grasas no saludables y azúcares añadidos.

¿Te ha pasado que compras una botana y quieres más? Si es así, le estás dando a tu cuerpo más endulzantes, más sal, más sabores artificiales, y, en realidad, lo que estás haciendo es afectar tu organismo y tu salud creando una mala adicción.

Una de mis pacientes es Claudia, una chica que todo el tiempo anda de prisa. Para ella, comprar comida en la calle era comer. Imagínate su dieta: pasaba todos los días, antes del trabajo, a Starbucks por un sándwich y un latte. Y de colación unas galletitas con... otro latte. Así comenzaba su día.

Cuando acudió a mí, me dijo que quería bajar de peso y quitarse el dolor de estómago que traía. Y cómo no le iba a doler si estaba lleno de alimentos inflamatorios: pan, azúcar y lácteos.

Nutrición y *conciencia* son más que palabras: son herramientas que debemos utilizar para aprender a comer, y así cuidar nuestro cuerpo.

La idea es que hagas de tu ingesta un arcoíris y comas por colores en la mayoría de tus comidas. Por eso es importante que llegues a la Fase 3: Reseteo del método, y que estés consciente de lo que vas a comer, ya que se refleja en tu piel, cabello, uñas, energía y en tu estado anímico.

Para reforzar la idea del método de tres fases: Reparación, Regeneración y Reseteo, he creado una guía adicional sobre el asesino silencioso: la inflamación, que te ayudará a crear más conciencia, a través de mi instituto digital, el Instituto de Salud Funcional Mente-Cuerpo, donde enfatizamos la relación salud-mente-cuerpo.*

Todos los programas en esta plataforma digital están encaminados a siempre trabajar las 3 R: Repara, Regenera y Resetea tu cuerpo y tu vida.

La información que te muestro en mi plataforma digital es el complemento perfecto que necesitas para aprender a comer, siempre con un enfoque hacia la salud, para que te mantengas radiante y con energía, sin necesidad de estar contando calorías. Si siempre has soñado con vivir sin estrés al comer, con dormir bien y, sobre todo, hacer una

---

* <www.isfmc.mx>.

alimentación consciente y equilibrada que te ayude a transformar tu cuerpo en un máquina antiinflamatoria quemagrasa, todos mis programas disponibles en <www.nathalymarcus.com> te serán sumamente útiles.

En el Instituto de Salud Funcional Mente-Cuerpo encuentras una *masterclass* sobre cómo convertirte en un comedor intuitivo, donde te enseñaré, por ejemplo, de dónde provienen los antojos y cómo mitigarlos; ideas para dejar de alimentarte emocionalmente, y, sobre todo, aprenderás a ser más consciente de lo que debes comer, cuándo y en qué cantidad. Te daré unos mantras que te ayudarán con tu motivación diaria y te diré cómo construir nuevos hábitos diarios que adoptarás de por vida.

Manifiesto de vida para volverte un comedor intuitivo

- Come hasta sentirte satisfecho, no lleno. Hasta 80% no al 100%. Es rico terminar de comer y no estar inflamado o a punto de explotar, sentirse cómodo, ligero y llegar con hambre a la siguiente comida.
- Dedica un tiempo exclusivo para comer. Evita ver la tele, jugar con el celular o navegar en la computadora al mismo tiempo. Mastica despacio y pon atención plena al comer.
- Siente si tu cuerpo quiere algo salado, dulce, frío o caliente. Come lo que se te antoje, pero con hambre.
- Honrar tu hambre significa comer con una calificación perfecta, que la comida te sepa a 10: si ya no sucede, debes parar. Siempre tienes permiso de comer, pero con hambre.
- Planea tus colaciones. Pepinos, zanahorias y jícama son perfectas. Si quieres algo más práctico, las aceitunas, almendras, nueces y gojis son buenísimas.

- ¿Ya te has atascado? No te castigues, déjalo ir. Recuerda que cada vez que comes es una oportunidad para sanar tu cuerpo. Retoma tu salud en la siguiente comida. Cada comida es individual, así que no te esperes más y retoma la siguiente como si tuvieras el chance de cambiar de dirección y llenar tu cuerpo de lo mejor. Nunca es tarde si tuviste una mañana mala o de excesos, hazlo mejor por la tarde. Cada vez que corriges el rumbo es una forma de permanecer en un estilo de vida saludable y duradero.

- Recuerda cómo te gustas. Observa de vez en cuando una foto de cuando te sentías a gusto contigo mismo y retoma ese camino. Sé consistente, no perfecto. Nos convertimos en lo que queremos ser cuando somos congruentes en lo que hacemos cada día.

- Considera cada comida como una oportunidad de disfrutar, nutrirte y estar bien. Empieza por tu autocuidado. Elige lo más natural, fresco y sano.

- Haz ejercicio porque te gusta y te sientes bien, no para compensar porque te diste un atracón o para bajar o mantener tu peso.

- Libérate de la obsesión y haz de la comida tu aliada, no tu enemiga. Así que ni te mates de hambre ni te autosabotees comiendo lo que sabes que te hace daño. LOS ALIMENTOS SON TU MEDICAMENTO. Debes crear nuevos hábitos, no restricciones.

- Empieza a escuchar tu cuerpo.

Los mantras para estar en paz con los alimentos

Cada comida es única e irrepetible

Si comiste mal esta mañana, metiste los grupos inadecuados de alimentos o se te pasó la mano, regresa ya y velo como una oportunidad de recuperarte.

Una comida no tiene que ver con la siguiente. Si me pasé en el desayuno, entonces me recupero en la siguiente comida. Nunca tienes un mal día, tienes una mala comida o una desequilibrada. Nada más. Repara, Regenera y Resetea en la siguiente.

Donde pones tu atención pones tu energía

Si mi atención está todo el día en mi anhelo de estar flaca, o en mi necesidad de hacer ejercicio, mi cuerpo se vuelve mi Dios y me olvido de todo lo demás. Conozco gente que no hizo ejercicio un solo día y se pone de malas con sus hijos, con su marido o con su jefe. ¡Porque no hizo ejercicio! Eso es idolatría. Condicionan su felicidad y estado de ánimo al ejercicio o a su peso.

Quita tu atención de la comida, deja de pelearte, romantizar y obsesionarte con ella.

La comida tiene funciones importantes, pero cuando depositas en ella el amor, el confort, y la idealizas, te puedes decepcionar. Al quitarle tu atención baja la ansiedad, el deseo y la compulsión.

Dejar de comer y convertir la comida en almohada emocional para resolver tus problemas. No tapes las emociones positivas y negativas con comida. Resuelve tus asuntos de otra forma. Busca ayuda, escribe, habla con alguien y acepta las emociones sin pelear y negarlas.

Busca placer en otras cosas que no sean comida. Baila, aprende un idioma, practica algún deporte, encuentra un *hobby* que te dé goce y busca un proyecto de vida interesante.

Siempre tienes permiso de comer, pero con hambre. Cuando comes por ansiedad y sin hambre, se pierde el sabor exquisito de la comida. A la mayoría de nosotros nos da miedo sentir hambre: lo relacionamos con carencia, abandono y soledad. Sin embargo, es muy rico llegar a una comida con hambre y poder pasar de esta a la satisfacción. Saber qué comer es disfrutar, es cargar la pila y nutrir tu hambre física, no la emocional.

Elimina la báscula

Siempre les recomiendo a mis pacientes, como lo hice con Karina, de quien te conté en el capítulo 9, que desaparezcan de sus casas la bendita báscula. No tienes que pesarte diario, solo una vez por semana a la misma hora en las mismas condiciones, si lo deseas. El peso solo te angustia, te agobia, y se modifica por varios factores como el estreñimiento, la retención de líquidos, el síndrome premenstrual y demás.

Te darás cuenta del peso que has bajado cuando tus pantalones de mezclilla favoritos ya te queden más holgados, pero enfócate mejor en cómo te sientes y qué síntomas han mejorado en tu cuerpo. Adelgazar es una consecuencia de tus buenos hábitos.

Anticipa

Si vas a tener una comida o una cena, ahorra calorías. Empieza tu día con un licuado de proteína o unas claras al gusto, unas dos tazas de verduras guisadas como espárragos, ejotes o calabazas, y ahórrate la fruta y el cereal. Si comiste demasiado, no tienes necesariamente que volver a comer. Puedes simplemente tomar un té o hacer el ayuno intermitente o comer algo ligero y saludable como una gelatina con estevia, sopa de verduras o una ensalada. Si vas a beber o a comer postre, escoge un solo platillo. Esto es comer con conciencia, pero, sobre todo, es aprender a comer. No sigas con la mentalidad de "Mañana empiezo". Empieza cada comida con más sabiduría, asertividad y atención plena.

Te aconsejo que corrijas el rumbo y te digas a ti mismo: "Puedo regresar, reparar y regenerar mi cuerpo en la siguiente comida, sin culpa, sin remordimiento, con conciencia".

No tengas una mentalidad de "Mañana empiezo la dieta"

Por lo general, somos radicales, queremos todo o nada. El pensamiento de "Mañana empiezo porque hoy ya rompí la dieta" solo lleva a compulsión, ansiedad, culpa y remordimiento. A un círculo vicioso de privación-exceso.

Disfruta tu proceso

Te tomó 15 años engordar 20 kilos e inflamarte. No vas a reducirlos en un mes. Si cometes errores y tienes recaídas, no te preocupes, es parte de tu proceso. Aprende de tus errores y vuélvelos una oportunidad de crecimiento y aprendizaje para que no te vuelva a pasar. Goza el proceso de crear nuevos hábitos, de comer sano, de amar a tu cuerpo.

Honra tu HAMBRE

Los primeros dos tacos al pastor te dan 10 de calificación, los tres primeros bocados de un pastel también. Disfrútalos. Como mencioné antes, cuando la comida ya no te sepa perfecta, y te sepa a menos de ocho, ¡detente! Siempre tienes permiso de comer si verdaderamente te resulta deliciosa. Escucha tu cuerpo.

Termina 80% satisfecho

Terminar 120% satisfecho, con esos dos bocados de más, te causa culpa. Te sientes inflamado, te desabrochas el pantalón y te da el bien llamado "mal del puerco". Así que mejor detente cuando te sientas 80% satisfecho, y compara tus niveles de energía, digestión y buen humor.

Cambia el látigo de la culpa y el miedo por la luz de la conciencia

Nos educaron e hicieron creer que, si soltamos la culpa y el miedo, nos vamos a convertir en comedores compulsivos, en flojos y en adultos obesos. Hacemos cosas pensando en las posibles represalias por no hacerlas, pero nunca por una decisión consciente de disfrutar del proceso y lo gratificante de un buen hábito. La conciencia debería ser tu motor, no el miedo ni la culpa. Conciencia de saber que estás tomando una buena decisión, de disfrutar cómo te sientes cuando haces ejercicio. No lo hagas por quemar las calorías del pastel que te comiste, sino por el estado de bienestar y satisfacción que te da. No hagas dieta por el miedo a engordar, sino por el estado de bienestar. No elijas una pareja por no estar solo, sino por la decisión consciente de desear compartir tu vida con alguien. Busca siempre el estado, no la consecuencia.

Motivación, hábitos, fuerza de voluntad o, más bien, CONCIENCIA

Creemos que la fuerza de voluntad la poseen los delgados. La fuerza de voluntad, no obstante, por sí sola no es suficiente ni permanente. Debemos aceptar que la mayoría de las veces nos conduce al fracaso y a la decepción. La rutina y los hábitos negativos son muy fuertes y están enraizados en nuestro comportamiento, solo nos dan cambios a corto plazo, difíciles de mantener, haciendo que nuestra fuerza de voluntad sea débil. Un buen hábito no requiere de disciplina ni de una enorme fuerza de voluntad. Un buen hábito es algo a lo que no le pones demasiada atención ni consume tu energía, sino todo lo contrario: es algo que haces o sientes de forma automática. En cambio, los malos hábitos generan ansiedad, culpa, se roban tu energía y te hacen sentir disperso, cansado, inflamado, poco productivo, y a la larga consumen tu energía y atención por los daños y las serias consecuencias que pueden causarte.

Si hay un hábito que deseas cambiar o romper, necesitas estar convencido de que deseas eliminarlo y ya no te sirve. Algunos hábitos nos sirven como ganancias secundarias al seguir culpando, mostrándonos víctimas y no querer tomar las riendas de nuestra salud y de nuestra vida. Necesitamos una recompensa positiva que no sea comida, tabaco o alcohol para poder dejar atrás los viejos hábitos y encontrar algo que valga la pena, que quieras repetir por el estado positivo que te genera. Hay buenas y malas adicciones, las buenas sí generan satisfacción.

Las dietas ya pasaron de moda. Ahora se trata de cambiar a un estilo de vida permanente. El fracaso de las dietas no es tuyo; son estas las que no sirven como sistema de ayuda. Noventa y ocho por ciento de la gente regresa a su peso en menos de cinco años por no cambiar su estilo de vida para siempre a escuchar su cuerpo.

Seis señales de que estás siendo un comedor sano e intuitivo

1. Comes honrando tu hambre y dejas de comer cuando te sientes 80% satisfecho.
2. Comes con atención plena sin distracciones, como la televisión o el teléfono, y no comes en el auto, parado junto al refrigerador o mientras preparas otra comida.
3. Escuchas las señales de tu cuerpo: si se te antoja algo dulce o salado, algo frío o caliente, si quieres algo suave o algo duro y,

    sobre todo, si logras diferenciar entre hambre y ansiedad, o entre hambre y sed.

4. Sabes identificar la razón por la cual estás comiendo: tristeza, aburrimiento, enojo, distracción o autodestrucción. Sabes detenerte y buscar otros mecanismos para canalizar estas emociones.

5. Cuándo ya la comida no te sabe a 10 de calificación, y empieza a saber a ocho o menos, la dejas, te detienes. Sabes que tienes permiso de comer siempre y cuando disfrutes cada bocado con hambre.

6. Ya no dependes de tu peso ni de tus medidas para ser feliz. Tu enfoque está en ser saludable y comer para estar sano y no delgado.

Si te interesa aprender más sobre este tema, descarga mi *masterclass* "Comedor intuitivo", en <www.isfmc.mx>, para mejorar tu relación con la comida y con tu cuerpo.

Nutrición cuántica y meditación

Si realmente lo quieres, puedes cambiar.

    Si verdaderamente tenemos el anhelo de convertirnos en la persona que nos gustaría ser y que sabemos que somos capaces de ser, nos permitiremos la transformación. Por desgracia, la mayoría de las veces no sabemos cómo lograrlo y mucho menos cómo mantenernos ahí. Creemos que lo más difícil es comenzar, pero en realidad lo complicado es permanecer. Cuando decidimos dar ese paso y cambiar, regularmente lo hacemos por uno de estos dos motivos: inspiración o desesperación, aunque casi siempre es por lo segundo.

    A veces el único motor que nos obliga a cambiar es alguna circunstancia adversa, que nos confronta con nosotros mismos y con nuestros seres queridos, como alguna enfermedad crónica o terminal, sufrimiento o algún evento traumático. En vez de buscar el cambio sin la necesidad de que la vida nos obligue, nos llega de pronto. Y aunque sí queremos ese cambio en nuestra vida, a menudo nos sentimos atrapados por las limitaciones impuestas por nosotros mismos. Generalmente nuestros hábitos, prácticas y comportamientos, que no nos han dejado llegar lejos en la vida, son los mismos que nos convencen de que no podemos transformarnos. Todo esto y más ha sido constante en la vida de muchos de nosotros, de tal forma que vivimos en piloto automático sin cuestionar nuestro comportamiento, nuestras creencias, y nos sentimos aprisionados por los hábitos que hemos formado. Cuando las cosas en nuestra vida funcionan así, nos volvemos seres mecánicos, perdemos energía y nos convertimos en materia con poca capacidad de crear, de generar y de transformar nuestra realidad para obtener lo que deseamos.

Pero, regularmente, cuando la vida nos pone en situaciones extremas, o cuando conscientemente nos damos cuenta del daño que nos estamos haciendo, hay una especie de revelación y nos permitimos empezar a cambiar. Es aquí cuando la magia sucede, cuando decidimos tomar el control y dirigir nuestra vida en vez de dejar que esta nos dirija. Comenzamos a reflexionar claramente sobre las cosas que queremos y necesitamos. Deseamos ser más sanos, más felices, comer más despacio, hacer ejercicio, meditar más seguido, ser más pacientes y tolerantes, encontrar más tiempo para dedicarnos a lo que más nos gusta, etcétera. Por lo pronto, ese es nuestro primer paso. Lo crucial es que no quede en deseos. Para lograr un cambio real necesitamos dejar de desear y comenzar a adoptar acciones y nuevos hábitos verdaderamente permanentes.

No nos damos cuenta, pero todo cambio comienza en el interior. La cura está en eliminar creencias y paradigmas acerca de nosotros mismos, nuestra salud y nuestro cuerpo. Solo así podremos recuperar el control, reparar los procesos y tomar las acciones que nos llevarán al equilibrio en nuestra vida para convertirnos en aquello para lo que fuimos creados y destinados a ser.

Mira siempre a tu interior y hazte preguntas poderosas que te ayuden a replantearte tus creencias y tu realidad. Reconoce conscientemente lo que te dice tu cuerpo. Cuando se trata de alimentarte, pregúntate si estás nutriendo a tu organismo o si simplemente estás saciando tu hambre. Quizá lo que te está pidiendo tu cuerpo no es más y más comida, sino más conciencia, más atención y más cuidado.

El peso que tienes hoy no necesariamente es consecuencia de una mala dieta, sino de los pensamientos y emociones que producen acerca de ti mismo. Eso es lo que provoca que tengas malos hábitos alimenticios y perpetúes esta realidad. La opinión de ti mismo se convierte en tu realidad. Si llegas a conclusiones inexactas sobre quién eres y lo que eres capaz de hacer, eso es justamente lo que conseguirás.

Esto lo aprendí hace algunos años, durante mi búsqueda de la felicidad, que comenzó a los 25 años. Seguí varios caminos espirituales: la metafísica, la cábala, el sufismo y las meditaciones. Trabajé más de 10 años con uno de mis maestros, Marcelo, quien me ayudó enormemente a romper mis patrones, a creer en mí misma, y me enseñó tanto: desde las flores de Bach hasta el tai chi. Aprendí sobre el verdadero autoconocimiento del ser humano, así como una técnica para desarmar las emociones, integrarlas y vivir desde la conciencia, no desde el autoengaño.

Después vino a mi vida otra gran filosofía y otro gran maestro, ahora mi gran amigo, Joe Dispenza, especialista en física cuántica, que integra la mística con la ciencia. Gracias a sus enseñanzas aprendí a cambiar mi percepción sobre mi vida, mi cuerpo, y llegó la transformación de mi salud, lo que cambió mi realidad.

Cuando cambias la percepción sobre tu viejo yo y lo dejas ir, entras a un nuevo yo, para crear una nueva realidad en tu interior.

Sandra estaba casada con su viejo yo (tenía dos enfermedades autoinmunes: artritis y fibromialgia, que no tienen cura). Nada le funcionaba y ya no tenía fe. Solo creía que el medicamento las podría controlar. Por más terapias que tomaba (terapia celular, de péptidos, nutrición, dieta antiinflamatoria, etcétera), siempre regresaba al viejo patrón que conocía y la hacía sentir "cómoda".

Sus células la escuchaban, y seguía en dolor y sufrimiento. Hablé con ella y le dije: "Tu cuerpo sigue a tu mente. Lo que te dices a ti misma es la dirección de tu salud, de tus órganos, de tus células". La única forma de avanzar era estando dispuesta a dejar morir sus creencias.

Miles de pacientes que han aparecido en mi camino logran curarse (restaurarse físicamente), pero no sanarse (restaurarse no solo física, sino también espiritual, mental y emocionalmente). Nuestra obligación es ambas: CURARNOS Y SANAR, por medio del cambio de percepción de nosotros mismos, de nuestro cuerpo y de nuestra salud.

Rejuvenecer, mejorar nuestro metabolismo, conseguir pareja, experimentar abundancia se logra cuando le das un nuevo significado a todas las áreas de tu Círculo del Bienestar.

Todo el conocimiento que he adquirido a través de libros, cursos, talleres, conferencias y mi propia vivencia lo he aplicado con mis pacientes, familiares y amigos, y he visto en cada uno de ellos resultados sorprendentes.

Aprendí que lo que piensas influye directamente en cómo te sientes y cómo te comportas. Cada emoción genera un pensamiento, cada pensamiento genera una actitud, cada actitud genera una personalidad, y todo esto genera una realidad. La mayoría de la gente vive con diálogos internos que dicen: "Tengo el peor metabolismo", "Estoy gorda", "Como y engordo", "Respiro y engordo", "Dejo el ejercicio y pierdo músculo", "No tengo cura", "Me siento viejo y débil", y así se la pasan dándose adjetivos que han creado una sinapsis entre las neuronas de su cerebro, y con ello han forjado su realidad.

Si pudiéramos soltar el control sobre nuestro cuerpo, sobre nuestras células, sobre nuestra salud, y confiar en una mente superior que hiciera el trabajo por nosotros, si nos rindiéramos a esa maravillosa sabiduría consciente, nuestro cuerpo se repararía, regeneraría y sanaría en segundos.

Y esto es completamente posible, siempre y cuando, en vez de intentar cambiar tu dieta únicamente, o hacer más ejercicio, o tomar más suplementos, empieces a cuidar y observar tus pensamientos. Así crearás una vida más consciente, basada en una nueva realidad de tu cuerpo, de tu salud y de ti mismo.

Una cosa es comer y otra cosa muy diferente es nutrirse de verdad, y de eso se trata la nutrición cuántica. Comer de forma consciente y no solo mirar a los alimentos por su contenido de proteínas, grasas o carbohidratos, sino por su frecuencia vibratoria. Así es, todo lo que existe en el universo tiene una vibración, incluyendo tu cuerpo, tus alimentos y hasta tus pensamientos y emociones.

El término *cuántico* se utiliza en el campo de la física, y ahora también en medicina: se refiere a los saltos de energía al emitir o absorber una radiación. Como toda materia está conformada por energía, podemos encontrar el equilibrio energético para nuestro cuerpo si nos nutrimos con aquellos alimentos y estímulos que generan una alta frecuencia vibratoria. A mayor frecuencia, mayor equilibrio energético. La medicina cuántica ha logrado identificar alimentos que tienen una alta frecuencia y otros que tienen baja frecuencia, y se han clasificado con base en ello. Pero antes de hablar de la frecuencia en los alimentos, quiero hacer énfasis en el grado de conciencia con el debemos alimentarnos y sanarnos. Cuidar enérgicamente dónde ponemos nuestra intención y nuestra atención, ya que, si no somos conscientes de lo que estamos dándole a nuestro cuerpo, apaciguaremos el hambre, pero de ninguna manera nos estaremos nutriendo.

¿Qué significa alimentarnos conscientemente?

Durante un viaje de avión, mi asiento de pronto comenzó a vibrar, ya que la joven inquieta de atrás estaba golpeándolo con su pie. Al notar mi mirada, se detuvo al instante. Pero unos minutos más tarde, la vibración comenzó de nuevo. La volví a mirar y se detuvo. Y así estuvimos en esa danza de vibraciones durante casi todo el vuelo.

Ella se avergonzaba cada vez que volteaba a verla, y yo estaba cada vez más molesta. Me di cuenta de que esta chica no tenía ni idea de que estaba golpeando su pie contra mi asiento a menos que yo se lo señalara con la mirada. El golpeteo era de forma inconsciente, así que no tenía forma de detenerlo. Solo podía detenerse cuando mi mirada se lo exigía. La enseñanza de esta historia es que es imposible dejar de hacer algo a menos que seas consciente de que lo haces.

He ayudado a miles de personas con sobrepeso y otros problemas de salud por más de 20 años, y el común denominador que encuentro entre mis pacientes es que no se dieron cuenta, por muchos años, de los hábitos y estímulos con los que alimentaban su cuerpo. Su peso es casi un "accidente". Es sorprendente, lo sé, pero se trata de un resultado involuntario, de una vida muy ocupada, llena de estrés, malos hábitos y poca atención.

Piensa, por ejemplo, en una comida o una cena que haya sido muy especial para ti. Un aniversario con tu pareja en un restaurante o el cumpleaños de un ser querido. Recuerda cómo saboreaste cada bocado. Los recuerdos de esa comida han permanecido en tu memoria por un buen tiempo, así como los estados emocionales que acompañaron aquella experiencia. Esto es comer conscientemente. Ahora, en contraste, intenta recordar un momento en el que tenías mucha hambre y poco tiempo, así que te encontraste por la calle un puesto de comida, y comiste sin ser demasiado consciente del entorno ni del menú, ni del sabor. Esto es comer inconscientemente.

Te suena familiar, porque todos lo hemos hecho.

Los problemas de comer inconscientemente se manifiestan de tres formas: física, intelectual y emocionalmente. De forma física, el sobrepeso es el síntoma más evidente, el que no te sientas cómodo con tu cuerpo. De forma intelectual, es esa voz que escuchas con justificaciones y argumentos sobre tus elecciones equivocadas de comida, justificaciones como: "Es una dona nada más", "Hoy me como todo esto y el lunes empiezo la dieta". Finalmente, llega la forma emocional, que se da cuando recurrimos a la comida para calmar nuestras heridas emocionales o para distraernos de ellas. Es muy común asociar estados emocionales de baja frecuencia, como la ansiedad y la tristeza, con la comida.

Cuanto más consciente seas para comer, más estarás nutriendo verdaderamente tu cuerpo a través de comida y emociones saludables. Esto lo explico de forma mucho más amplia y profunda en mis programas; te sugiero echarles un ojo.

Te recomiendo descargar mis programas "Construye quién quieres ser" e "Inflamación. El asesino silencioso y su relación con el intestino permeable" en <www.nathalymarcus.com>.

Cuando iniciamos una nueva dieta o nos metemos al gimnasio, cuidamos cada detalle de todo lo que tenga que ver con nuestra alimentación. Pero a medida que va pasando el tiempo, nuestra atención disminuye y, sin darnos cuenta, volvemos a los mismos hábitos alimenticios de siempre.

Así que, obsérvate en todo momento: es una de las formas más efectivas para ser consciente con tu alimentación y evitar el sabotaje a ti mismo. Pero sé gentil: si en una comida fallaste, no es el fin del mundo, puedes recuperarte en la siguiente. Lo importante es ser consciente de las razones por las que fallaste, y actuar de inmediato para repararte y continuar por el buen camino.

Ahora bien, ¿qué sucede con la frecuencia vibratoria de los alimentos?

Todos las personas y todos los objetos que existen en el universo están hechos de energía. Si descompusiéramos la materia hasta su partícula más pequeña, nos daríamos cuenta de que todo es una bola de energía y es esa energía lo que nos interconecta. Estamos hechos de energía, por lo que requerimos el consumo de ella en las formas de comida, aire y agua para nuestro mantenimiento y buena salud. También necesitamos pensamientos con una vibración positiva. Podemos elevar nuestra energía cuando nos conectamos mejor con nosotros mismos, con la naturaleza y con un poder superior; cuando comemos alimentos altamente nutritivos, cuando somos energéticos y cuando nos deshacemos de pensamientos y relaciones poco saludables.

Consumir alimentos nutritivos de alta vibración nos ayuda a alcanzar mayores niveles de conciencia y a conectarnos mejor. Por eso es por lo que en la nutrición cuántica hablamos de la frecuencia vibratoria de los alimentos y los identificamos como cuerpos de energía. Son clasificados en dos grupos: los de una alta frecuencia vibratoria o contenido energético y los poco nutritivos o de bajo contenido energético.

Cuando consumimos alimentos vivos, orgánicos, frutas y verduras frescas, nos beneficiamos de su vibración energética. Son ricos en nutrientes porque se alimentan del sol y de la tierra. Para tener una verdadera alimentación sana y nutrirnos de forma consciente, es importante consumir diariamente estos alimentos.

Por contraste, los alimentos de restaurantes, la comida rápida, los productos procesados con químicos, hormonas, conservadores y aditivos tienen muy poca energía vibracional que no agrega nutrimentos importantes a nuestro cuerpo. Consumir este tipo de alimentos podría enfermarte. Las enfermedades se generan debido a un desbalance en la alimentación, a los estados emocionales alterados por un tiempo prolongado y a la falta de ejercicio o estrés.

Un ritual muy hermoso que se practica en algunas religiones o lugares del mundo consiste en elevar la frecuencia vibracional del alimento antes de ser consumido. Se bendice y se honra la comida antes de su consumo, se prepara con buena energía y en un ambiente de amor y paz, pero, sobre todo, con un ingrediente importante: la gratitud. Al dar las gracias a un poder superior, a Dios, a la naturaleza, por su guía y presencia, el alimento contiene ya las vibraciones energéticas más elevadas. Los alimentos con alta vibración energética y nutrimientos son las frutas, las verduras, las semillas, las nueces y las especias.

Disminuye tu consumo de carne, azúcar, comida de microondas, alimentos químicamente alterados y procesados, así como modificados genéticamente (GMO), ya que contienen poca o ninguna vibración energética y proporcionan muy poco valor nutricional a tu cuerpo.

Cuando comas carne o mariscos, agradece y bendice los ingredientes, porque han sacrificado su vida para nuestro disfrute. Para elevar la energía vibracional de todo alimento, solo agradece y bendícelo antes de comerlo, al comprarlo, al prepararlo y al servirlo.

Pero el concepto más importante de la nutrición cuántica es que podemos transformar nuestra energía. Entre más conscientes seamos al elegir nuestros alimentos, tomaremos mejores decisiones y elegiremos aquello que más nos nutre y eleva nuestro nivel de vibración. Entre mejor te trates a ti mismo y trabajes evocando pensamientos y sensaciones positivas, más elevas tu frecuencia vibratoria.

Te recomiendo escuchar mi meditación en el programa "Construye quién quieres ser", que puedes encontrar en <www.nathalymarcus. com>.

Así que procura comer alimentos de alta vibración para conseguir el equilibrio energético en tu cuerpo y garantizar que de verdad te estés nutriendo. Evita las emociones y los pensamientos tóxicos. Haz de tu comida un ritual, come de forma consciente. Come despacio y pon atención a lo que tienes en el plato frente a ti. Si te es posible, come en silencio, en paz y sin prisa. Si comes con otras personas, habla de cosas que nutran su conciencia y les den felicidad. Mastica bien cada bocado, disfruta su sabor, los colores, las texturas y el aroma. Toma mucha agua: el cuerpo es 70% agua; tu cerebro, 80%; y tu sangre, 90%. Así que hidrátate bien. El agua transporta el oxígeno a tus células.

Ten gratitud por tus alimentos, sus nutrimentos para tu cuerpo y tus células, así podrás vivir altos niveles de energía y salud y lograrás llevar a tu cuerpo a su máximo potencial. Agradece la maravillosa salud que tienes.

Por último, no te olvides del alimento más importante para el cuerpo: la respiración. Esta te ayudará a oxigenar tus células y a manejar el estrés. Si tu cuerpo está estresado, produce cortisol, el cual provoca que tengas una reserva de grasa en el estómago para transformarla en energía, en caso de que tengas que hacer frente a alguna adversidad, ya que tu cerebro no sabe por qué estás estresado. De esta forma fue programado nuestro organismo, para sobrevivir al peligro.

Recuerda: sé consciente, respira profundo, a toda hora, cada que puedas durante el día y no únicamente cuando estés comiendo.

¡Buen provecho!

A tu salud,

NATHALY

Referencias y bibliografía

Resistencia a la insulina

Instituto Nacional de Salud Pública, "Diagnóstico previo a la diabetes", en *Encuesta Nacional de Salud y Nutrición 2012. Resultados Nacionales*, México, 2012. Disponible en <https://ensanut.insp.mx/encuestas/ensanut2012/doctos/informes/ENSANUT2012Resulta dosNacionales.pdf>.

Pérez Hernández, M. A., y G. Muñoz Zurita, "Índice HOMA para la determinación de resistencia a la insulina y funcionalidad de la célula beta en la práctica médica clínica", Puebla, Benemérita Universidad Autónoma de Puebla, 2014. Disponible en <https://www-optica.inaoep.mx/~tecnologia_salud/2014/1/memorias/Resumenes/MyT2014_20_C.pdf>.

Grasas

Harvard, School of Public Health, "Omega 3 Fatty Acids: An Essential Contribution", *The Nutrition Source*, 2010. Disponible en <https://www.hsph.harvard.edu/nutritionsource/what-should-you-eat/fats-and-cholesterol/types-of-fat/omega-3-fats/#:~:text=What%20

makes%20omega%2D3%20fats,of%20artery%20walls%2C%20 and%20inflammation>.

Mesa García, M. D., C. M. Aguilera García, y A. Gil Hernández, "Importancia de los lípidos en el tratamiento nutricional de las patologías de base inflamatoria", en *Nutrición Hospitalaria*, vol. 21, mayo de 2006, pp. 30-43.

Saito, Y., *et al.*, "Effects of EPA on Coronary Artery Disease in Hypercholesterolemic Patients with Multiple Risk Factors: Sub-Analysis of Primary Prevention Cases from the Japan EPA Lipid Intervention Study (JELIS)", en *Atherosclerosis*, vol. 206, núm. 2, octubre de 2009, pp. 535-539. Disponible en <https://www.sciencedirect.com/ science/article/abs/pii/S0021915009002408>.

Yehuda S., S. Rabinovitz, D. I. Mostofsky, "Essential fatty acids are mediators of brain biochemistry and cognitive functions", en *Journal of Neuroscience Research*, vol. 56, 1999, pp. 565-570.

Yokoyama M., *et al.*, "Effects of Eicosapentaenoic Acid on Major Coronary Events in Hypercholesterolaemic Patients (JELIS): A Randomised Open-Label, Blinded Endpoint Analysis", en *Lancet*, vol. 369, núm. 9567, 31 de marzo de 2007, pp. 1090-1098.

Gluten

Bushara, K. O., "Neurologic Presentation of Celiac Disease", en *Gastroenterology*, vol. 128, núm. 4, abril de 2005, pp. S92-S97.

Farrell, R. J, y C. P. Kelly, "Celiac Sprue", en *The New England Journal of Medicine*, vol. 346, núm. 3, 17 de enero de 2002, pp. 180-188.

Hadjivassiliou M., *et al.*, "Gluten Sensitivity is: from gut to brain", en *The Lancet Neurology*, vol. 9, núm. 3, marzo de 2010, pp. 318-330.

Hyman, M., "Gluten: What You Don't Know Might Kill You", *Dr.Hyman. com*, 17 de marzo de 2011. Disponible en <http://drhyman.com/ blog/2011/03/17/gluten-what-you-dont-know-might-kill-you/>.

Soya

Hyman, M., "Soy: Blessing or Curse?", *HuffPost*, 7 de agosto de 2010. Disponible en <https://www.huffpost.com/entry/soy-blessing-or-curse_b_673912>.

_____, "How Soy Can Kill You and Save Your Life", *Dr.Hyman.com*, 6 de agosto de 2010. Disponible en <https://drhyman.com/blog/2010/08/06/how-soy-can-kill-you-and-save-your-life/>.

Mercola, J., "Soya: ¿comer este alimento 'saludable' podría estar matándolo lenta y silenciosamente", *Takecontrol.substack.com*, 27 de junio de 2015. Disponible en <https://takecontrol.substack.com/>.

Naidoo, U., *The Food Mood Connection*, Londres, Short Books, 2020.

Vitamina D

Bikle, D. D., "Vitamin D Metabolism, Mechanism of Action, and Clinical Applications", en *Chemistry and Biology*, vol. 21, núm. 3, marzo de 2014, pp. 319-329.

Holick, M. F., "Vitamin D: Importance in the Prevention of Cancers, Type 1 Diabetes, Heart Disease, and Osteoporosis", en *The American Journal of Clinical Nutrition*, vol. 79, núm. 3, marzo de 2004, pp. 362-371.

Lácteos

Price, A., "Milk Allergy Symptoms + 7 Healthy Ways to Go Dairy Free", *DrAxe.com*, 10 de octubre de 2017. Disponible en <https://draxe.com/health/milk-allergy/>.

Hyman, M., "Milk Is Dangerous for Your Health", *Dr.Hyman.com*, 28 de octubre de 2013. Disponible en <https://drhyman.com/blog/2013/10/28/milk-dangerous-health/>.

Weil, A., "Why Not Drink Milk?", *DrWeil.com*, 19 de febrero de 2003. Disponible en <https://www.drweil.com/diet-nutrition/nutrition/why-not-drink-milk/>.

Microbiota y composición corporal

Costello, E. K., *et al.*, "Bacterial Community Variation in Human Body Habitats across Space and Time", en *Science*, vol. 326, diciembre de 2009, pp. 1694-1697.

McDonald, D., A. Birmingham, y R. Knight, "Context and the Human Microbiome", en *Microbiome*, vol. 3, núm. 52, noviembre de 2015. Disponible en <https://doi.org/10.1186/s40168-015-0117-2>.

Thaiss, C. A., *et al.*, "Persistent Microbiome Alterations Modulate the Rate of Post-Dieting Weight Regain", en *Nature*, vol. 540, 2016, pp. 544-551. Disponible en <https://doi.org/10.1038/nature20796>.

Vaiserman, A. M., A. K. Koliada, y F. Marotta, "Gut Microbiota: a Player in Aging and a Target for Anti-Aging Intervention", en *Ageing Research Reviews*, vol. 35, mayo de 2017, pp. 36-45.

Huevos

Cai, C., *et al.*, "Serological Investigation of Food-Specific Immunoglobulin G Antibodies in Patients With Inflammatory Bowel Diseases", en *PLoS One*, vol. 9, núm. 11, 13 de noviembre de 2014.

Dhanapala, P., *et al.*, "Cracking the Egg: An Insight into Egg Hypersensitivity", en *Molecular Immunology*, vol. 66, núm. 2, agosto de 2015, pp. 375-383.

Saudi, A., "Prevalence of IgG-mediated Food Intolerance Among Patients with Allergic Symptoms", en *Medicine*, vol. 36, núm. 6, noviembre-diciembre de 2016, pp. 386-390.

Diabetes, obesidad y mortalidad

Fausto Guerra, J., *et al.*, "Antecedentes históricos sociales de la obesidad en México", en *Investigación en Salud*, vol. VIII, núm. 2, agosto 2006, pp. 91-94.

Azúcar

Alianza por la Salud Alimentaria, "Azúcar, la droga que causa más de 24 mil muertes al año", *Alianzasalud.org.mx*, 5 de diciembre de 2017. Disponible en <http://alianzasalud.org.mx/2017/12/azucar-la-droga-que-causa-mas-de-24-mil-muertes-al-ano/>.

Zerbe, L., "Is Sugar Bad for You? Here's How It Destroys Your Body", *DrAxe.com*, 11 de mayo de 2018. Disponible en <https://draxe.com/is-sugar-bad-for-you/>.

Bray, G., "How Bad is Fructose?", en *American Journal of Clinical Nutrition*, vol. 86, núm. 4, octubre de 2007, pp. 895-896.

Hyman, M., *Broken Brain*, Hyman Digital (documental), 2017.

Johnson, R., *et al.*, "Potential Role of Sugar (Fructose) in the Epidemic of Hypertension, Obesity and the Metabolic Syndrome, Diabetes, Kidney Disease, and Cardiovascular Disease", en *American Journal of Clinical Nutrition*, vol. 86, núm. 4, octubre de 2007, pp. 899-906.

Presta, L. G., "Selection, Design, and Engineering of Therapeutic Antibodies", en *Journal of Allergy and Clinical Immunology*, vol. 116, núm. 4, octubre de 2005, pp. 731-736.

Inflamación

Álvarez-Buylla Roces, M. E., *et al.*, *Modeling Methods for Medical Systems Biology: Regulatory Dynamics Underlying the Emergence of Disease Processes*, Berlín, Springer, 2018.

Álvarez-Buylla Roces, M. E., y A. Piñeyro Nelson, "Riesgos y peligros de la dispersión de maíz transgénico en México", en *Ciencias*, núm. 92, octubre-marzo de 2009, pp. 82-96. Disponible en <https://www.revistacienciasunam.com/pt/41-revistas/revista-ciencias-92-93/207-riesgos-y-peligros-de-la-dispersion-de-maiz-transgenico-en-mexico.html>.

Bishehsari F., *et al.*, "Alcohol and Gut-Derived Inflammation", en *Alcohol Research: Current Reviews*, vol. 38, no. 2, 2017, pp. 163-171.

Mesa García, M. D, C. M. Aguilera García y A. Gil Hernández, "Importancia de los lípidos en el tratamiento nutricional de las patologías de base inflamatoria", en *Nutrición Hospitalaria*, vol. 21, mayo de 2006, pp. 30-43.

Micha R., y D. Mozaffarian, "Trans Fatty Acids: Effects on Cardiometabolic Health and Implications for Policy", en *Prostaglandins, Leukotrienes & Essential Fatty Acids*, vol. 79, núms. 3-5, 1 de septiembre de 2008, pp. 147-152. Disponible en <https://doi.org/10.1016/j.plefa.2008.09.008>.

Ayuno

Longo, V. D., y M. P. Mattson, "Fasting: Molecular Mechanisms and Clinical Applications", en *Cellular Metabolism*, vol. 19, núm. 2, 4 de febrero de 2014, pp. 181-192.

Mattson, M. P., V. D. Longo, y M. Harvie, "Impact of Intermittent Fasting on Health and Disease Processes", en *Ageing Research Reviews*, vol. 39, octubre de 2017, pp. 46-58.

Vegetales

Bourre, J. M., "Effects of Nutrients (in Food) on the Structure and Function of the Nervous System: Update on Dietary Requirements for Brain. Part 1: Micronutrients", en *The Journal of Nutrition, Health and Aging*, vol. 10, núm. 5, septiembre-octubre de 2006, pp. 377-385.

Keservani, R. K., A. K. Sharma, y R. K. Kesharwani, "Medicinal Effect of Nutraceutical Fruits for the Cognition and Brain Health", en *Scientifica*, 2016, 3109254. Disponible en <https://doi.org/10.1155/2016/3109254>.

Dieta paleolítica

Francis, H., y R. Stevenson,"Potential for Diet to Prevent and Remediate Cognitive Deficits in Neurological Disorders", en *Nutrition Reviews*, vol. 76, núm. 3, 1 de marzo de 2018, pp. 204-217.

Konijeti, G., *et al.*, "Efficacy of the Autoimmune Protocol Diet for Inflammatory Bowel Disease", en *Inflammatory Bowel Disease*, vol. 23, núm. 11, noviembre de 2017, pp. 2054-2060.

Konner, M., y S. Boyd Eaton, "Paleolithic Nutrition: Twenty-Five Years Later", en *Nutrition in Clinical Practice*, vol. 25, núm. 6, diciembre de 2010, pp. 594-602.

Österdahl, M., *et al.*, "Effects of a Short-Term Intervention with a Paleolithic Diet in Healthy Volunteers", en *European Jorunal of Clinical Nutrition*, vol. 62, núm. 5, mayo de 2008, pp. 682-685.

Santagelo, C., *et al.*, "Anti-Inflammatory Activity of Extra Virgin Olive Oil Polyphenols: Which Role in the Prevention and Treatment of Immune-Mediated Inflammatory Diseases?", en *Endocrine, Metabolic, and Immune Disorders, Drug Targets*, vol. 18, núm. 1, 2018, pp. 36-50.

Wahls, T., con E. Adamson, *The Walhs Protocol*, Nueva York, Avery Publishing, 2015.

Whalen, K. A., *et al.*, "Paleolithic and Mediterranean Diet Pattern Scores are Inversely Associated with All-Cause and Cause-Specific Mortality in Adults", en *Journal of Nutrition*, vol. 147, núm. 4, abril de 2017, pp. 612-620.

Enfermedades autoinmunes

Harel, M., e Y. Shoenfeld, "Predicting and Preventing Autoimmunity, Myth or Reality?", en *Annals of the New York Academy of Sciences*, vol. 1069, junio de 2006, pp. 322-345.

Longevidad

Krishna, B. H., *et al.*, "Association of Leukocyte Telomere Length with Oxidative Stress in Yoga Practitioners", en *Journal of Clinical and Diagnostic Research*, vol. 9, núm. 3, marzo de 2015, pp. CC01-CC03.

Sinclair, D. A., con M. D. LaPlante, *Lifespan: Why We Age—and Why We Don't Have To*, Nueva York, Atria Books, 2019.

Antioxidantes

Hollman, P. C., y M. B. Katan, "Health Effects and Bioavailability Of Dietary Flavonoids", en *Free Radical Research*, núm. 31, diciembre de 1999, pp. S75-S80.

Sun, J., *et al.*, "Antioxidant and Antiproliferative Activities of Common Fruits", en *Journal of Agricultural and Food Chemistry*, vol. 50, núm. 25, diciembre de 2002, pp. 7449-7454.

Minerales

Álvarez-Buylla Roces, M. E., *et al.*, "La Ecología Evolutiva del Desarrollo en México", en *Revista Mexicana de Biodiversidad*, vol. 88, diciembre de 2017, pp. 14-26.

Fantacone, M. L., *et al.*, "The Effect of a Multivitamin and Mineral Supplement on Immune Function in Healthy Older Adults: A Double-Blind, Randomized, Controlled Trial", en *Nutrients*, vol. 12, núm. 8, agosto de 2020, p. 2447.

Agradecimientos

A mi pareja, Alberto, por dejarme ser, apoyarme, vivir la complicidad de la salud mente-cuerpo y volar juntos en este viaje del bienestar y la longevidad.

A mis tres hijas, Daniela, Karla y Alexa, quienes han forjado una vida de autenticidad, servicio, amor y pasión, por cuidarse a sí mismas y a quienes las rodean.

Ellas han sido mis mayores maestras en este camino.

A mis nietos, Jaime y Alana, para que vivan un mundo lleno de amor y compasión, y puedan cumplir su misión con un corazón noble y generoso.

Quiero agradecer a mis editoras, Jessica Iskander, Karina Simpson y, sobre todo, Ángela Olmedo, por creer en mí.

A Penguin Random House Grupo Editorial.

A mis lectores, amigos y familiares, por su apoyo y cariño incondicionales.

A mi familia Bienesta y a los alumnos de mi instituto (isfmc.mx).

Quiero agradecer en especial a mi querido amigo y colega, Esteban Peiró, quien contribuyó al capítulo del agua.

A mi *health coach*, Valeria Iriarte, por su cariño y su colaboración en las recetas.

A Pilar Tamés y Gaby Pineda, por su apoyo infinito.

NATHALY MARCUS es una profesional de la salud y pionera en el concepto de bienestar en México. Licenciada en Nutrición y Ciencia de los Alimentos por la Universidad Iberoamericana, a lo largo de su carrera se ha especializado en neurociencia, trastornos de la conducta alimentaria, medicina funcional e integrativa y psicología transpersonal. Recientemente se especializó en hormonas bioidénticas y *antiaging* gracias a su formación en Europa. Nathaly es fundadora de Bienesta, un centro de medicina funcional enfocado en la prevención con una perspectiva integrativa de la salud: los seres humanos son un todo interconectado, en el que participan cuerpo, mente y espíritu. En sus consultas, busca encontrar el origen de los síntomas y llegar a la raíz de la enfermedad y no únicamente pausar la patología. Es además fundadora del Instituto de Salud Funcional Mente-Cuerpo (ISFMC), la primera institución de habla hispana certificadora en Salud Funcional, avalada por la Secretaría de Educación Pública, que ofrece programas en línea en los que se desarrolla el potencial de los profesionales de la salud para integrar todos los conocimientos de salud física, mental y espiritual. Es autora de varios libros, entre ellos, *Secretos para mantenerte sano y delgado* y el recetario *Healthaddiction*. En *El método de las 3 R* ahonda en la salud intestinal, que es el principio no solo de la salud física, sino también del bienestar general, y propone un método revolucionario de tres fases para conquistar la salud integral de manera rápida y eficaz.

🅞 nathalymarcus
🅕 Nathaly Marcus
https://nathalymarcus.com/